長生きしたければ股関節を鍛えなさい

1日3分で劇的に変わる!

石部基実

GS
幻冬舎新書
505

はじめに

私の父は78歳のとき心不全で亡くなりました。70歳頃から歩くのが困難になり、脳に問題があるのかと思って脳のＭＲＩ検査をしたのですが異常はありません。その後、しだいに下肢が細くなってきたので、レントゲン写真を撮ったところ、軽度ではありましたが変形性ひざ関節症が認められました。ひざの周囲に痛みもあったことから、ヒアルロン酸の関節腔内注射を行いました。しかし、繰り返し行ったにもかかわらず、歩行困難や下肢の痛みはまったく改善せず、むしろ歩行困難は悪化する傾向にありました。

父と同年代の整形外科医に相談すると、「歩け、歩け、とにかく歩け」というアドバイスでした。父は若い頃は営業で外を歩き回っている人でしたので、「歩け」というアドバイスにも納得して日課の散歩に励むのですが、一向によくならないどころか、転倒する回数が増えてしまいました。症状は進み、やがて歩けなくなり、その頃から物忘れもひどくなりました。太平洋戦争では陸軍少年飛行兵として戦闘機屠龍《とりゅう》に搭乗していた父が、飛行服に身を固めた若かりし頃の自分の雄姿を写した写真をハサミで切り刻んだのもその時期です。歩けない認知症の父、それが晩年となりました。

もし父が存命していたとき、医師の助言「歩け、歩け」に従うだけでなく、ほかの運動療法もしていたら、歩行困難にならなかったのではないか。そんなふうに考えるようになったのは、2017年に亡くなった英語学者で評論家の渡部昇一《わたなべしょういち》氏が晩年お書きになった著書『実践・快老生活』（PHP新書）を読んでからのことです。若い頃は散歩が好きだった渡部氏も、だんだん足が弱って思うように歩けなくなったそうです。そして若い医師はたいてい、「散歩すると元気になりますよ」と言うけれど、それが必ずしも真実ではないと、この歳になって知ることになった、と渡部氏は記しています。50代、60代の人に対して、「散歩すれば足腰が強くなって元気になる」という助言は役に立つのかもしれませんが、85も過ぎた人間に「散歩しろ」とは、土台無理な話だと氏は述べます。当時、70だった私の父も、渡部氏が実感したように、思うように歩けず、愕然《がくぜん》としていたのではないかと思います。

歩くこと、ウオーキングが健康によいということは、すでに広く知られています。ウオーキングをほぼ毎日行っている人は心疾患、脳卒中、高血圧、II型糖尿病、ある種のがん、骨粗鬆症《こつそしょうしょう》、うつ病などの発生率が低いことがわかっています。歩くことが困難になると健康が損なわれるのは容易に想像できます。

では、高齢者が歩行能力を落とす最も大きな理由は何でしょうか？　それは体の筋肉量が減少することです。ある研究によれば、20歳時の下肢の筋肉量に比べると、80歳時の下肢筋肉量は31パーセント減少します。とくに歩行能力の低下に大きな影響を及ぼすのは、股関節を動かす腸腰筋や大腿四頭筋《だいたいしとうきん》の筋肉量低下であることが示唆されています。部位別に見ると、上肢では16パーセント、体幹では6パーセントの低下なので、他の部位に比べ下肢の筋肉量が加齢によってかなり減ることがわかります。つまり、加齢↓筋肉量低下↓歩行能力低下↓健康低下という負の連鎖が起きているのです。

加齢は避けることができませんが、筋肉量低下を防ぎ、筋肉量を増やすことは可能です。そうすれば歩行能力が改善し、健康が改善し、負の連鎖から脱け出せます。しかし残念ながら、単に歩くだけでは筋肉量の低下を止めることはできないのです。

では、筋肉量を増やすには何をすればよいのでしょうか？　筋肉量は筋肉に負荷をかけて行う筋肉トレーニングによって増えますが、トレーニングをしただけでは不十分であり、筋肉の基になる栄養（特に動物性タンパク質）や骨の基になる栄養が重要です。バランスよく運動し、食事をし、適度に休養をとることが健康には大切なのです。

ドイツの哲学者ショーペンハウアーの著書『幸福について―人生論―』（新潮文庫、原題は『処世術箴言《しょせいじゅつしんげん》』）のなかに「われわれの幸福の9割まではもっぱら健康に基づいている」「およそ愚行中の最大の愚行は、何事のためにせよ、自己の健康を犠牲にすることである」とあります。日本の林学博士・本多静六《ほんだせいろく》は数多くの著書の中で、幸福の6要素の第一に健康を挙げ、「富貴栄達も何らの意義なく、美衣美食も何らの価値も持たない。何ものにも代えがたいものが健康であることは、ひとたび病気にかかったときには誰でも痛感する事実である」と言っています。健康こそが幸福の最も根幹にあるのは、多くが同意する考えでしょう。

本書は股関節を主要テーマにしています。運動を規則正しく行い、栄養を摂《と》り、適度に休養することで股関節を鍛える。股関節を鍛えることが健康につながるという私の思いを記しました。読者の方々にとって、本書が健康な体を維持し、毎日を明るく暮らすための参考書になれたら、著者として最高の栄誉です。

長生きしたければ股関節を鍛えなさい／目次

第3章 股関節の痛み 125

編集協力　平林理恵

第1章
股関節は健康のかなめである

胴体と両足をつなぐ人体最大の関節

老いは股関節から始まる

いくつになっても、自分の身の回りのことは自分でやりたい、自分の足でスタスタ歩き回りたい――寿命が長くなった今、誰もが願うのは、健康でいられる期間を少しでも長く延ばすことでしょう。

とはいっても、長く使えばどうしてもガタがくるのが人間の体というもの。白髪が増える、肌に皺《しわ》が寄る、記憶力が低下する、動作が鈍くなるなど「老い」はさまざまな形でやってきて、残念ながら逃れることはできません。

ただ、この老化のスピードには個人差があり、年齢をかさねてもいつまでも若々しい人がいる一方で、実年齢よりもずっと老けて見える人もいる。いったいこの違いは何から生じるのでしょうか。

私は、人工股関節の置換手術を専門にしている整形外科医として、股関節に対する悩みを抱えた患者さんを年間１０００人以上診察しています。

そんな私が日頃から実感していることのひとつが、「人間の老いは、股関節から始まる」ということ。人は股関節から老いるのです。そして、この実感は、治療をする患者さんの数が増えれば増えるほど強くなっています。

人体のかなめ、動作をするときの支点

人は股関節から老いると言われても、ピンとこない方が大半でしょう。

老いと股関節との関係については後述するとして、ここではまず、股関節という関節そのものについて、簡単に説明したいと思います。

股関節は、太ももの付け根にある大きな関節で、「体幹」つまり胴体と「下肢」つまり２本の足をつないでいます。

単体では人体最大の関節であり、立ったり座ったり歩いたりといった日常的な動作のすべてに関わってくる「かなめ」とも言えます。２本足で歩行する私たちが、自分の上半身をまっすぐに立てるための「支点」となっているのが、この股関節なのです。

股関節の仕組み

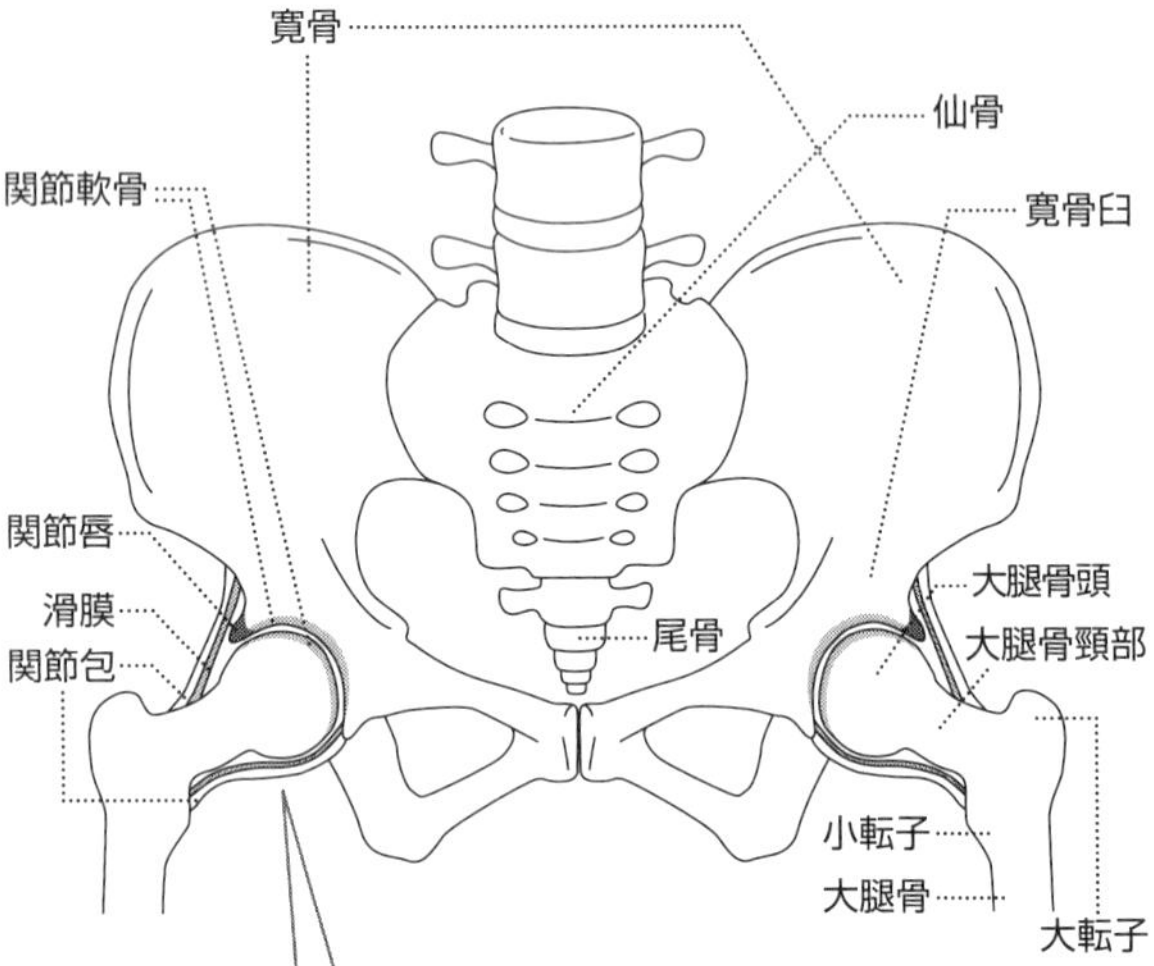
寛骨
仙骨
関節軟骨
寛骨臼
関節唇
滑膜
関節包
大腿骨頭
大腿骨頸部
尾骨
小転子
大腿骨
大転子

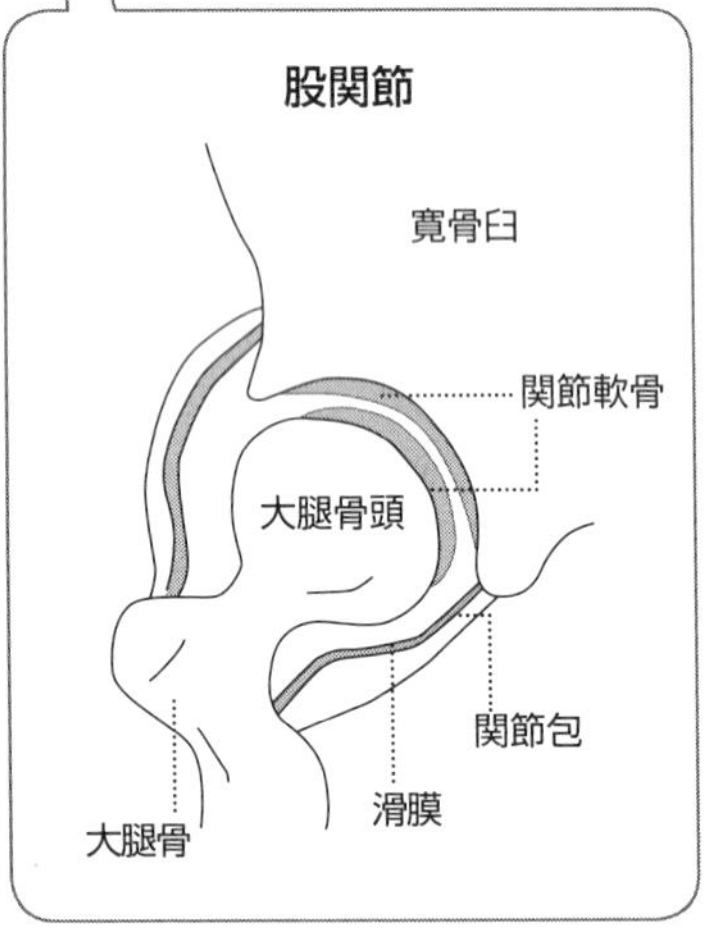
股関節
寛骨臼
関節軟骨
大腿骨頭
関節包
滑膜
大腿骨

あらゆる方向へ足を動かす仕組みとは

股関節の構造を見てみましょう。右頁のイラストをご覧ください。

私たちの腰の中には「骨盤」という大きな骨があります。この骨盤の両側にはボールを押し当ててへこませたかのようなくぼみがあり、このくぼみの部分に太ももの「大腿《だいたい》骨《こつ》」という骨の先端がピタリと収まるようになっています。

大腿骨の側を見ると、このくぼみに収まる部分だけがボール状に飛び出しています。この飛び出した部分を「大腿骨頭《だいたいこっとう》」と言います。

大腿骨頭は、丸くて滑らかな球状をしているので、グルグルと前後左右あらゆる方向に動くことができます。

私たちの足の付け根がさまざまな方向に動くのは、股関節がこのような構造になっているからなのです。

股関節の動きには屈曲、伸展、外転、内転、外旋、内旋の6種類があります。動く範囲のことを可動域と言いますが、目安としては、それぞれ次頁のような可動域があります。

屈曲	0～90 0～125 （膝屈曲のとき）	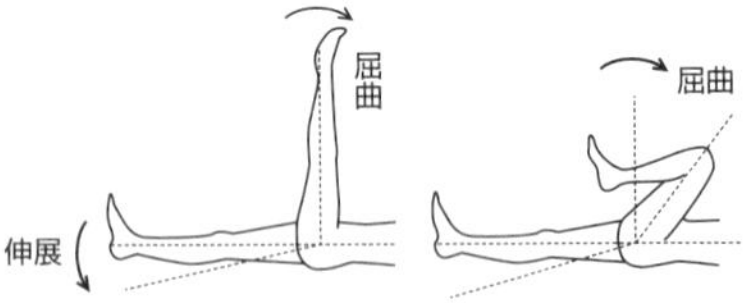
伸展	0～15	
外転	0～45	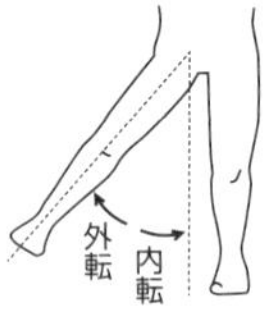
内転	0～20	
外旋	0～45	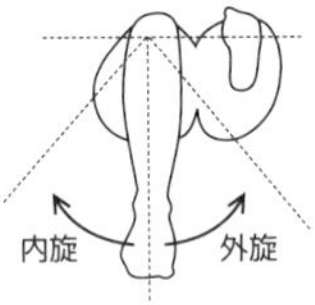
内旋	0～45	

この関節の可動域は、筋肉や靭帯《じんたい》、関節包などがどの程度の強さで関節を取り巻いているかによって決まります。股関節の動きに作用している筋肉は、左頁の図に掲げるように非常に数多く、これらの筋肉の共同作業で股関節は動き、安定しているわけです。

話を股関節の構造に戻しましょう。

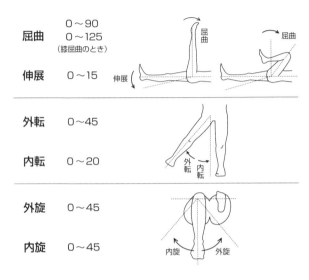

前述したように、私たちが足の付け根をさまざまな方向に動かせるのは、球状の大腿骨頭が、滑らかにグルグルと前後左右あらゆる方向に動くためです。

この滑らかな動きに欠かせないのが、骨盤側のくぼみと大腿骨頭が接する部分

股関節の動きに作用する筋群

股関節屈折筋群
① 腸腰筋
② 大腿直筋
③ 縫工筋
④ 恥骨筋
⑤ 中殿筋前部
⑥ 大腿筋膜張筋

股関節伸筋群
① 大殿筋
② 大腿二頭筋長頭
③ 半腱様筋
④ 半膜様筋
⑤ 梨状筋
⑥ 中殿筋後部

股関節外転筋群
① 中殿筋
② 小殿筋
③ 大腿筋膜張筋
④ 縫工筋

股関節内転筋群
① 大内転筋
② 長内転筋
③ 短内転筋
④ 薄筋
⑤ 恥骨筋
⑥ 大殿筋

股関節内旋筋群
① 小殿筋
② 大腿筋膜張筋
③ 恥骨筋

股関節外旋筋群
① 大殿筋
② 梨状筋
③ 内閉鎖筋
④ 上双子筋
⑤ 下双子筋
⑥ 外閉鎖筋
⑦ 大腿方形筋

についている関節軟骨。これが、骨の滑りをよくする〝潤滑油〟のような働きをしていて、そのおかげで、私たちはスムーズに足が動かせるというわけです。

そして、さらにこれを取り囲むように配置されているのが、さきほど説明したいくつもの筋肉や靭帯。これらが、胴体と下肢の骨を強く結びつけ、グルグル動く股関節を安定させています。

股関節というものは、なんと巧妙な仕組みを持ち、なんと理にかなった構造をしているのか――。

そして、だからこそ、股関節は、人間が動くときの「かなめ」として、上半身をまっすぐに立てるための「支点」として、機能することができるのです。

股関節は、正しく美しい姿勢はもちろん、運動や日常的な動作にも影響する大切な関節。いい状態に整えておくことが、若さと健康のためには欠かせないというわけです。

股関節の具合が悪いと一気に老ける理由

股関節は酷使されている

では、なぜ、人間の老いは股関節から始まるのでしょう。

その第一の理由は、体の支点であり、動きのかなめでもある股関節が、体の中で最も酷使されている関節のひとつであることです。

股関節は、立ち上がりや歩行といった日常生活の中で頻繁に行われる動作において重要な役割を果たしている分だけ、そこにかかる負荷は大きいのです。

たとえば、普通に歩くだけで体重の3～4・5倍、体重60キロの人なら股関節にかかる負荷は180～270キロにも及びます。

さらに、ジョギングすれば4～5倍、階段の上り下りなら6・2～8・7倍と、負荷はより大きくなります。

股関節は、普段からこれほど大きい負荷を受け、酷使されているため、体の老いの兆候が最初に現れる場所になりやすいというわけです。

股関節にかかる負担

なぜ股関節には体重以上の負担がかかるのでしょう。

歩行時にはかならず片足で立っている瞬間があります。たとえば体重60キロの人が歩行時に右足で立っているときには、右股関節にかかっている負担は、体重から右足全体の重さ10キロを引いた50キロと思ってしまいます。しかしながら実際は、片足で立つときには骨盤のバランスをとるために、股関節周囲の筋肉が強く収縮し、股関節にかかる合力（負担）は体重の3倍以上になるのです。

測定器による解析によれば、歩行時に股関節にかかる負担は、かかとが地面に着く直後から、足先が床より離れる直前までが最大です。その際にどれだけ股関節への負担を少なくできるかが重要になります。

股関節の状態が見た目の印象を決める

2つ目の理由は、股関節の具合が悪いことが見た目の印象を老けさせる大きな要因であることです。たとえば、股関節やひざ、腰、肩、足首などの関節に痛みを感じると、どうしても普段の生活動作を行うときに、躊躇《ちゅうちょ》するようになってしまいます。

立つ、座る、歩く、体をひねる、といった基本的な動作をしようとするたびに、「また痛むかもしれない」と不安を感じたら、「やめておこう」と思うものです。

これを繰り返すことで、やがて動作自体を制限するようになり、日常生活に必要な筋力や関節の可動域を保持するための運動量そのものが減っていきます。

するとどうなるか。

当然ですが、運動不足になり、使わない筋肉が衰えていきます。筋肉が衰えれば、関節を傷める可能性がさらに高まり、さまざまな動作をすることにさらに躊躇を覚え、ますます動かさないようになっていくという悪循環に陥ることになります。

また、ちょっとした生活上の動作に痛みや不安を感じると、どうしても活動範囲が狭まります。行動半径や生活範囲が狭くなることで、精神的にも消極的になってしまい、生活からますます動きが失われていくのです。

こうなると、医学的に「廃用症候群」と言われる症状に向かってまっしぐらです。

廃用症候群とは、動かさなかったために動かせなくなってしまうことです。

たとえば、まったく乗らずに外に放置しておいた自転車はどうなるか。次第にさび付いて、やがては動かなくなります。

実は人間の体もそれと同じです。動かさずにいれば、さび付いて動きにくくなってしまうのです。そして、動きにくいからといって、動かさないでいると、最後には本当に動かなくなってしまいます。

年齢は姿勢に表れる

さて、このように動かさない筋肉が衰え、関節の動きが悪くなると何が起こるでしょうか。一番影響を受けるのが姿勢です。なぜなら、正しい姿勢を保つためには、筋肉と関節のしなやかさが欠かせないからです。中でも、股関節がしなやかさを失うと、見た目の「老い」は一気に加速し「急に老け込んだ」という印象を与えることになります。

というのも、股関節が硬かったり、傷んだりすると、無意識のうちに股関節をかばおうとして背中が丸まり、両肩が落ちて、いわゆる「猫背」になってしまうからです。猫背になれば、落ちた肩が前に出るので、若々しさがまったく感じられなくなります。

高齢の女性がグループで連れ立って歩いている姿を思い浮かべてください。顔立ちや背格好、身につけているものはさまざまであっても、丸くなった背中がほぼ共通していると感じるのではないでしょうか。

あるいは遠目にお年寄りの姿を見たとき、その人が立っていても、歩いていても、座っていても、私たちは何となくお年寄りであるとわかるものです。

何をもって年齢を推し量るのか。もちろん身につけているものからも想像できますが、近頃は若者と見分けのつかない服装の人も少なくありません。

でも、若者のようないでたちであっても、お年寄りであると遠目にわかるのはなぜか？　それは、背中の丸さや腰の曲がり具合、つまり、姿勢がその人の年齢を如実に表すものだからなのです。

股関節の状態が悪ければ、一気に老け込んでしまう理由がこれでおわかりいただけたと思います。

逆に言えば、股関節をよい状態にするための筋力や関節のしなやかさを保てば、姿勢と動きがよくなり、いつまでも若々しく、健康でいられるということになります。

関節は動かさなければ動かなくなる

股関節のトラブルは、40代から50代以降の女性に多いのですが、若い人にとっても決して無縁ではありません。

便利で豊かな現代社会で生きていれば、誰もが運動不足に陥りがち。体を動かさなければ、年齢にかかわらず筋肉は衰えるし、関節の動きが悪くなる可能性が高まります。

そうなれば、姿勢が悪くなり、動作も機敏ではなくなって、年の割に老けて見えることになってしまいます。

つまり、10代20代であれ、60代70代であれ、人は体を動かし続けなくてはならないというわけです。

足を骨折して入院されたことのある方ならおわかりでしょう。しばらく入院すると、骨折が治ったからといって、すぐに元通りの生活には戻れません。入院中に衰えた筋肉を鍛えなおし、狭くなった関節の可動域を元に戻すために、リハビリテーションを行わなくてはならないのです。

若い人と高齢者の違いは、若い人の方が回復が早く、回復の度合いが優れているだけ。動かさなければ動かなくなることには何ら変わりがありません。

ですから、10代であろうと60代であろうと、美と健康のためには、股関節をはじめとする関節をよい状態にしておくことが大切。

そうしないと、姿勢が悪くなり、動作が鈍くなって、一気に老け込んでしまうというわけです。

股関節が引き起こす数々の疾患

股関節の不調が腰痛やひざの痛みの原因に

これまで見てきたように、股関節をはじめ、腰やひざ、肩、肘、首など体のさまざまな場所の関節の不具合は、健康状態を悪くし、実年齢よりもずっと老けた印象を与えてしまいます。

その中でも股関節の不具合には、とくに気を付ける必要があります。なぜなら、股関節を傷めてしまうと、それが、ほかのさまざまな疾患を引き起こすことにつながりかねないからです。

たとえば、腰痛やひざ、足首など体のあちこちの関節の痛み。これらが、股関節の不調が原因で起こっていることも実は少なくありません。

この本を読んでくださっているあなたは、もしかしたら、腰痛やひざの痛みで治療を受けているにもかかわらず、なかなか治らなくて悩んでいるかもしれません。もしもそうだとしたら、股関節の状態が悪くないかを、一度疑ってみてください。

あるいは、「中高年になればひざや腰の痛みはつきもの」とか「何度治療しても治らない関節痛とは、一生付き合っていくしかない」などと、あきらめている方もいらっしゃるかもしれません。そんな方にも、その痛みの原因が、股関節にあるのではないかと考えてみることをおすすめします。

股関節は治療効果が高い

というのも、私のクリニックの患者さんにも、股関節に適切な治療をしたことによって、長年の悩みだった腰痛やひざの痛みが解消したという方が少なくないからです。股関節の不具合と診断がつけば、股関節の治療をすることで、腰やひざの痛みが解消する可能性は非常に高くなるのです。

逆に言えば、痛みのもとが股関節にある場合、今痛んでいる腰やひざの治療をいくらしたところで、痛みをとることはできないということです。

つまり、股関節を健康に保つことは、私たちが健やかに過ごすための基本的な条件であると言えます。

ここで、股関節専門の整形外科医として、ぜひともみなさんにお伝えしておきたいことがあります。

確かに、股関節の不具合は、ほかの場所で生じる不具合の原因にはなります。諸悪の根源になりがちです。しかし、関節痛の原因が股関節にある、とわかればしめたものです。なぜなら、股関節痛の治療効果は、肘やひざの関節痛よりもずっと高く、患者さんの治療に対する満足度は100パーセントに近いのです。つまり、股関節の痛みは、治療によってほぼ取り除けるのです。

股関節の痛みで背骨が曲がる

なぜ股関節の不具合が、ほかの関節の痛みを誘発してしまうのでしょうか。

すでに述べた通り、体の支点であり、動きのかなめでもある股関節には、日常生活のあらゆる動作によって、常に大きな負荷がかかっています。

股関節が健康な状態であれば、その負荷をうまく吸収できます。でも、股関節に不具合があると、吸収しきれなかった負荷をひざや腰など別の関節で受け止めざるをえなくなってしまいます。

たとえば、股関節の状態が悪いと、人は無意識に股関節をかばいながら動こうとします。その負荷は、主にひざと足首に加わり、その状態が続くとひざ痛や足首の痛みとなって現れます。

また、股関節の痛みやゆがみをかばおうとすると、どうしても背骨が曲がって姿勢が悪くなりますが、悪い姿勢は腰に負担をかけるため、腰痛につながるケースも少なくありません。そして、悪い姿勢↓腰に負担がかかる↓腰の痛み↓かばおうとしてさらに姿勢が悪くなる……という悪循環に陥ってしまい、痛みがひどくなっていくというわけです。

この状態を放置しておくと、腰痛のために姿勢がゆがみ、それによって背骨（医学的には脊柱《せきちゅう》と言います）が片側に曲がってしまう「脊柱側彎症《そくわんしょう》」を引き起こすこともあります。この病気に注意が必要なのは、背骨が曲がってしまうことによって、さまざまな内臓の病気や神経系の失調、さらには精神的な疾患までを引き起こす危険性が高まる点にあります。

具体的に症状を見ていきましょう。

脊柱側彎症になると、肩や骨盤の高さが左右非対称となったり、胸部が変形したりします。これによって肺や心臓、胃、腸、子宮などが圧迫され、胃下垂や逆流性食道炎、慢性の腹痛、重い生理痛、息切れ、慢性疲労などを引き起こすことがあります。

また、姿勢のゆがみによって筋肉にかかる力がアンバランスになるため、慢性的な肩こりやほかの関節トラブルにつながっていくこともあります。

さらに、背骨を通っている神経や背骨と背骨の間のクッションの役割を果たしている椎間板などにも負担がかかるので、坐骨神経痛《ざこつしんけいつう》や椎間板ヘルニアにつながる危険性も高まってしまうのです。

ほかの病気を引き起こす

脊柱側彎症だけではありません。股関節の不具合がやっかいなのは、股関節の痛み自体がほかの病気を引き起こしたり、治療に影響を及ぼすこともあるという点です。

というのも、股関節の重症な痛みは、横たわっても続くことが多く、そのため、痛みで夜中に目覚め、睡眠不足になってしまうことも少なくありません。

痛みのために眠れない日々が続いたらどうなるか。睡眠不足で疲労が蓄積し、免疫力が低下して、風邪などの感染症にかかりやすくなるでしょう。質のよい睡眠がとれないことから、落ち込みやイライラといった心理的なストレスが加わり、抑うつ状態になってしまうことも少なくありません。

このように、すべての動作に影響を与え、痛みが持続するため気の休まるヒマのない股関節の痛みは、ほかの病気の治療を妨げてしまうことさえあります。

受けるべき検査が痛くて受けられない、あるいは、痛みによるストレスが過食を引き起こして食事療法に影響を及ぼす……股関節痛が与える影響はこれほど大きいのです。

さらにやっかいなことに、股関節の痛みは、睡眠不足に加えて運動不足も引き起こします。運動不足が問題なのは、それが骨量の減少を招く大きな要因のひとつであるからです。

骨量が減少すれば、骨がもろく、骨折しやすい「骨粗鬆症」の状態になりかねません。

もちろん、骨粗鬆症の要因はこれだけではありませんが、股関節をいい状態に保つことで、運動不足から骨粗鬆症に陥る危険を減らすことができるとは言えるでしょう。

私のクリニックに来たある20代の患者さんは「股関節の痛みが強いので、妊娠したくても怖くてできない」と言っていました。赤ちゃんを産むか産まないか、という人生の大きな選択にまで直接影響を与えてしまう、それが股関節の痛みなのです。

であるからこそ、健康な体を維持するためにも、股関節のトラブルを防ぐことは重要なのです。

なぜ股関節は傷みやすいか

腰やひざより酷使している

いつまでも健康で若々しくあるためのポイントが、実は股関節にあることを、ここまで読んでくださったみなさんには、ご理解いただけたと思います。

そしてそんな股関節は、体のかなめであり動きの支点でもあるため、体の関節の中でも最も大きな負荷がかかる関節であることをお伝えしてきました。

立ち上がりや歩行といった日常的に頻繁に行われる動作において、重要な役目を果たしている分だけ、股関節には常に大きな負荷がかかっている。だからこそ、傷めてしまいがちな関節でもあるというわけです。

前述したように、通常の歩行で体重の3〜4・5倍、ジョギングで4〜5倍、階段の上り下りで6・2〜8・7倍もの負荷が股関節にはかかります。

これは、体重60キロの人が階段を上り下りしたら、約370〜520キロもの負荷が股関節にかかる計算です。

では、動かなければ負荷がかからないのかというと、そうではありません。立っているだけでも、体重の0・6〜1倍、つまり36〜60キロもの負荷がかかっています。

一般的なイメージですと、腰やひざの方が股関節よりも傷めやすいように思われるかもしれません。しかし、股関節にかかる負荷の大きさは、総じて腰やひざの関節にかかる負荷よりも大きいのです。

たとえば、普通に歩くときにひざにかかる負荷は、体重の約2・8倍。体重60キロの人なら、約170キロとなります。

これに対して股関節にかかる負荷は、180〜270キロです。

このように、股関節は日常生活の中でほかのどの関節よりも酷使される非常に傷みやすい関節なのです。

日本人女性は遺伝的に要注意

股関節を傷めやすいもうひとつの理由は、遺伝的要因によるものです。

股関節のトラブルにはさまざまなものがありますが、股関節痛を引き起こす最たる原因が「変形性股関節症」です。実際、私のクリニックを訪れる人の実に90パーセント以上がこの病気を患っています。カルモジュリンというタンパク質の遺伝子と関連性が高く、日本では男性で0〜0・2パーセント、女性で2〜7・5パーセントの人がこの病気にかかると言われています。

原因はまだ正確には解明されていませんが、痛みを訴える患者さんの股関節のレントゲンを撮ると、骨盤の臼状のくぼみ（臼蓋《きゅうがい》）と、太ももの骨の先端部分（大腿骨頭）が接する箇所の軟骨がすり減ってすき間が狭まっていたり、すき間がなくなり骨と骨が直《じか》にくっついていたりする様子が観察できます。

軟骨が関節をスムーズに動かすための「潤滑油」の役目を果たしていることは、すでにお伝えしました。この軟骨がすり減ってしまうと、オイルが切れたギアがきしむように痛みが出てくるのです。

40〜50代で痛み出す

骨盤側の臼状のくぼみ（臼蓋）が浅く軟骨がすり減りやすい状態を、医学的には「臼蓋形成不全」と言い、変形性股関節症の前期段階と見なされています。

実は、日本人の女性のうち、決して少なくない割合の人が、臼蓋形成不全を抱えています。

痛みが出てくるのは、多くの場合40〜50代。若い頃は軟骨がまだ元気で、日常生活の負荷を受け止めることができるのでしょう。ところが、これが年齢をかさねるうちに、軟骨が減りやすいために変形性股関節症へと移行してしまうのです。

発症せずに、臼蓋形成不全の状態で踏みとどまる人もたくさんいます。ただ、痛みが実際に出てきた時点で初めて検査を受け、そこで自分が臼蓋形成不全であることに気づくというパターンがほとんどであり、予防は決して簡単ではありません。

たとえば50歳で発症した人が、もしも、日頃から股関節の健康に気を付けていたら、発症を防ぐことはできなかったとしても、股関節痛が出てくる時期を遅らせることはできたはずなのです。

このように、日本人の女性は、ただでさえ日常生活で大きな負荷を受け傷めやすい股関節に、遺伝的なリスクも抱えているというわけです。だからこそ、全身の関節の中でも股関節の状態に注意を払っていただきたいと思います。なお、変形性股関節症の症状については、章を改めてのちほどもう少し詳しく解説したいと思います。

消耗品である股関節をどうすれば鍛えられるか

股関節自体を鍛えることはできない

このように健康と美容に大きな影響を及ぼす股関節を、どうすればいい状態に保つことができるのか。たとえば筋肉なら、トレーニングで強くすることが可能です。では、股関節をトレーニングで鍛えることは可能でしょうか？

答えはＮＯ。関節とは骨と骨との接合部にすぎません。ですから、股関節に限らず、関節自体を鍛えることはできません。と言うよりもむしろ、股関節は「鍛える」のではなく「守る」ことを考えなくてはいけません。

というのも、前述したように、股関節の骨と骨の接する部分には、クッションのような役目をする軟骨がついていて、これがスムーズな動きのための潤滑油として働いています。ところが、股関節にかかる負担が大きいと、この軟骨がすり減ってしまい、やがては骨と骨がぶつかり合うようになり、これが痛みを引き起こすのです。

つまり、股関節に限らずすべての関節は〝消耗品〟であり、使えば使うほど、そして、負荷がかかればかかるほど、痛みや不具合が出てくる存在なのです。

そして、たいへん残念なことに、軟骨は減ったり、ケガなどで損傷を受けると自然には治らない組織です。

痛みが出る前にできることは？

では、股関節をできるだけ長く健やかに保つためには、いったいどうすればよいのでしょうか。

直接鍛えて強くすることができないなら、ほかに方法はないのか。股関節には、日常的な動作をするだけでも大きな負荷がかかっています。しかも、年齢をかさねるほどに、その負担は蓄積されていく。遺伝的にも傷めやすい体質を抱えている方が多い日本人の女性にとっては、「鍛えられません」ではすまない切実な問題です。

実は、私がこの本を書こうとした理由もここにあります。

私は、股関節専門の整形外科医として、股関節を患っている方を年間1000人以上も診察しています。私のクリニックにたどり着く患者さんは、股関節痛でいうと末期の症状の方が多く、人工股関節などの手術によって痛みから解放され、健康を取り戻すケースがほとんどです。

しかしながら、結果的に治るとはいえ、人工股関節置換術は大きな手術。どうしても手術を避けたいと考える患者さんもいらっしゃいます。股関節に痛みが出る前に、普段の生活の中で予防できるなら、その方がずっと患者さんのためであることは間違いありません。

できれば股関節に痛みが出ないために、あるいは、痛みが出た後の悪化を抑えるために、どんな手立てがあるのか。

私はそれを、患者さんのリハビリテーションを目的に行っている筋力訓練やストレッチ体操を繰り返す中で、体系化してきました。そして、それをお伝えしたくてこの本を書いたというわけです。

筋肉の種類と機能

次章では、股関節の周りの筋肉を鍛える具体的な方法について説明しますが、その前に、ここで、筋肉の種類と機能について簡単に説明しておきましょう。

筋肉は骨格筋、心筋、平滑筋の3種類に分類されます。このうち私たちが鍛えなければいけないのは骨格筋です。骨格筋は体重の40〜45パーセントを占めており、体の筋肉の大部分を占めています。骨格筋は関節をまたいで2つの骨に付着しているので、骨格筋を収縮させることによって体を動かすことができるわけです。骨格筋には関節を曲げる屈筋と関節を伸ばす伸筋があります。

この両方を強化することが、股関節を長持ちさせる秘訣《ひけつ》であり、実は、自分の足でできるだけ長くスタスタと歩くための秘訣でもあるのです。

サルコペニアとフレイル

「サルコペニア」「フレイル」という言葉をご存じでしょうか？　聞きなれないかもしれませんが、どちらも加齢に伴って起こる心身の低下を示す言葉です。

「サルコペニア」とは加齢に伴う筋力の低下、筋肉量の低下を言います。人間の筋肉量は40代より低下が始まり、40歳から年に0・5パーセントずつ減少し、65歳以降は減少率が増大し、80歳までに30〜40パーセントの低下が見られます。筋肉量が減れば、転びやすくなり、寝たきりになる危険性も高まってしまいます。

一方、「フレイル（frailty）＝虚弱」とは加齢に伴い心身の活力が低下し、生活機能障害、心身脆弱性《ぜいじゃくせい》が出現した状態をさします。サルコペニアはフレイルの原因のひとつとされており、フレイルから要介護状態へと進んでしまう人が多いのです。

しかしながら、筋肉は鍛えれば強くなります。高齢者であっても適切な運動を実施することによって筋力の回復は望めるのです。

筋肉の強化が関節を強くする

この章をしめくくるにあたって、一言お伝えしたいと思います。

股関節自体は鍛えられません。しかし、股関節を取り巻く筋肉を鍛えることならできます。

そうすることで、股関節はしなやかに、安定して動くようになります。結果として、これが、股関節を守ることになり、健康維持や老化防止につながります。そればかりではありません。筋肉の強化は、すでに痛みがある場合には、痛みをやわらげ、機能障害を改善することにも有効に働くのです。

股関節を健やかに保ち、若く健康であり続けるためにはどうしたらよいのかが、これでおわかりいただけたのではないでしょうか。

次章で筋肉を強化する具体的な方法をお伝えしていくことにします。

第2章

股関節を鍛える

股関節は鍛えなければ衰える

股関節を守るのは、股関節周辺の筋肉

若さと健康と美しさを保つためには、股関節の状態を整えておくことが何よりも大切です。なぜなら、股関節は全身のかなめであり動きの支点。正しい姿勢はもちろん、運動や日常生活のあらゆる動作に影響する関節だからです。

では、どうすれば股関節をいい状態に保てるのでしょうか。私たちは日常生活の中で股関節を知らず知らずのうちに酷使しています。ですから、生活の中で股関節にかかっている負担を少しでも減らすことが大切です。それが股関節を守り、いい状態を長く保つことにつながるのです。

股関節を守るために欠かせないのが、股関節の周辺の筋肉を鍛えることです。股関節は、使えば使うほど傷む〝消耗品〟であり、それ自体を鍛えることはできません。でも、周囲の筋肉なら、心がけ次第でいくらでも鍛えることができます。

そこで、この章ではこの股関節周辺の筋肉を鍛え、股関節を守るための具体的な方法をお伝えしたいと思います。

股関節周辺の筋肉を鍛えることは、股関節を守ることにほかなりません。そこで、ここから先は、股関節周辺の筋肉を鍛えることを、「股関節を鍛える」と表現させていただこうと思います。

「股関節を鍛える」とは、関節自体を鍛えるのではなく、周辺の筋肉を鍛えることで股関節を強くしなやかにすること――そう読み替えてお付き合いいただければと思います。

30歳を過ぎたら、股関節ケアが必要

それでは、股関節はいつ頃からケアしなくてはならないでしょうか。

実は、股関節の周辺を含む下半身の筋肉は、上半身に比べるともともと衰えやすいという傾向があります。

筋力のピークは平均すると30代ですが、これは加齢とともに失われていきます。ところが上半身と下半身では、そのスピードが異なります。たとえば、腕の筋力は70歳を超

えてもピーク時の70パーセントくらいは維持されているのが一般的です。ところが、足腰の筋力はピーク時の50パーセント程度まで低下してしまうのです。

この筋力の低下に運動不足が重なると、事態はさらに深刻になります。つまり、股関節周りの筋肉は、意識して鍛えていかないとどんどん衰えていってしまうのです。

股関節をいい状態に保ち続けられるかどうかは、ただでさえ衰えやすい股関節周りの筋肉を、いかに鍛えて筋力を維持するかにかかっていると言えるでしょう。

そのためにも、筋力がピークを打つ30歳を超えたら、股関節のケアをスタートさせたいものです。そうすれば、ずっと健康で若々しくいられる可能性がぐんと高まるのです。

とはいえ、股関節を鍛えるのに遅すぎることはありません。60歳からでも、70歳からでもいいから、股関節ケアを始めてもらいたいと思います。

股関節を鍛える歩き方

関節を傷めない歩き方「グッド歩行」

私のクリニックでは、手術後の患者さんに、どなたでもできる簡単な方法で効果的に股関節のリハビリテーションを行っていますが、一般的には、股関節周りの筋肉は、一度衰えさせてしまうとその後なかなか回復させることはできません。ですから、それまで元気だった高齢者の方でも、大腿部の骨折などで数週間ベッド生活を送ってしまうと、元のように歩けなくなってしまうことが多いのです。

つまり、股関節周りの筋肉は、ただでさえ衰えやすいうえに、一度衰えてしまったら回復させるのが難しいというやっかいな部位。だからこそ、日常生活の中に無理なく組み込める方法で股関節を効率的に鍛え、筋力を維持していく努力が欠かせません。

日常生活の中で無理なく効率的に股関節を鍛える方法として、私がおすすめしているのはウオーキングです。ただ、第1章でも述べたように、普通に歩くだけでも股関節には大きな負荷がかかります。しかもウオーキングは、通常より速いスピードで長時間歩くことになります。となれば、当然ひざや腰などほかの関節にも大きな負荷がかかるので、きちんと衝撃を吸収する歩き方をしなければ、むしろ関節を傷めてしまうことにもなりかねません。

実際、正しい歩き方で歩いていなかったために股関節を傷めてしまい、私のクリニックに来院する患者さんも少なくないのです。

では、どんな歩き方がよいのでしょうか。私は、関節にかかる負荷を上手に吸収でき、関節を傷めないような歩き方を「グッド歩行」と名付け、股関節を鍛えるベストな方法としておすすめしています。

かかとから着地する

グッド歩行は、私のクリニックで行っている手術後の患者さんのリハビリテーションをベースにした医学的な見地からも合理的で股関節に負荷をかけすぎない歩き方です。

方法はいたって簡単で、ポイントは「かかとから着地して歩く」こと、これだけです。

まず、片方の足を出してかかとから着地します。

次に、前方に進むために、着地したかかとから爪先《つまさき》に重心を移動させます。

最後に、爪先で地面を蹴るようにして、かかとから地面を離れます。これと同時に、反対側の足のかかとが地面に着くようにします。

反対側の足も同じように、かかとから爪先に重心を移動させます。

着地した足に体重をしっかりかけながら、これをリズミカルに繰り返す歩き方が、股関節への負荷の少ないグッド歩行です。

衝撃をかかとで吸収するイメージでかかとから着地し、重心の移動を足の裏全体で感じながら歩いてください。左右の足でリズミカルにこれを繰り返すことで、グイグイと前方に進んでいく感覚がつかめると思います。

この歩き方であれば、足が地面に着地するときの衝撃を、下半身のさまざまな筋肉やひざ関節、足関節がしなやかに吸収してくれるのです。

つまり、グッド歩行とは、股関節、腰、ひざ、足首にかかる負担を少なくしつつ、下半身の筋肉を鍛える歩き方と言えるでしょう。

グッド歩行

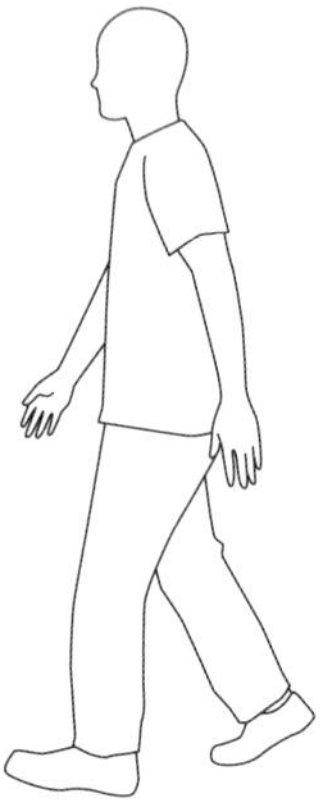

①左足を前に出してかかとから着地する。
腕は自然に振る。

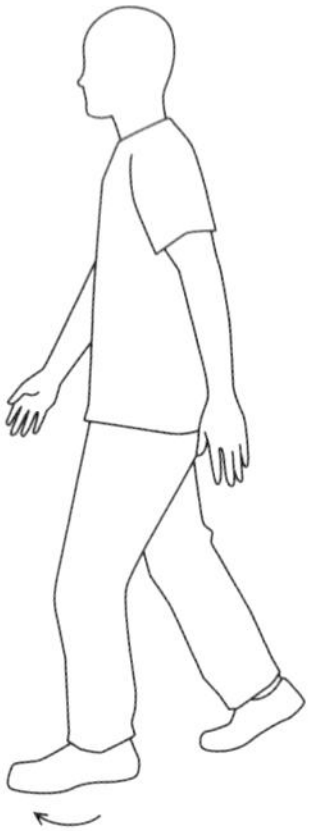

②左足の靴底全体が地面に着いたら、
重心をかかとから爪先に移動させる。

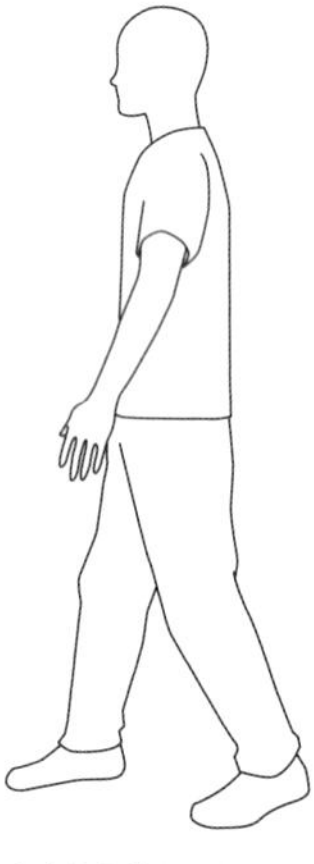

③左足はかかとから地面を離れ、爪先で地面を蹴るようにする。同時に、右足を前に出してかかとから着地する。

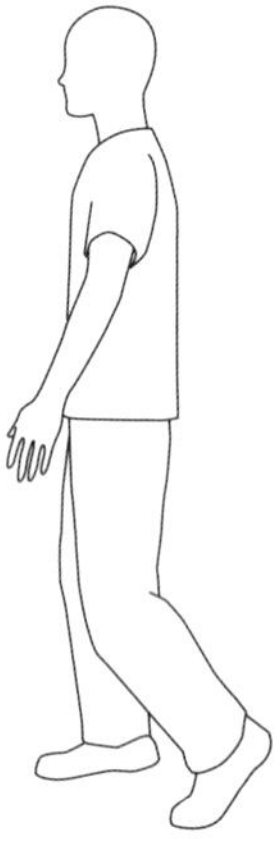

④右足のかかとから爪先へ
重心を移動させる。

背筋をピンと伸ばして歩く

どうでしょうか？　かかとから着地して重心を爪先に移動させる感覚をつかむことができましたか？

少し歩いてこの感覚が実感できたら、次は上半身の姿勢をチェックしましょう。歩いているとき、あなたの背筋はしっかり伸びているでしょうか。

グッド歩行の最重要ポイントは、かかとから着地することですが、さらによりよい歩き方のために気を付けていただきたいのが、背筋をまっすぐに伸ばして歩くことです。

立ち姿で確認してみましょう。頭のてっぺんに糸を結びつけて、それで真上につり上げられているようなイメージで、まっすぐに背筋を伸ばしてください。このとき、腰が反りすぎたり、猫背になって前屈《まえかが》みになったりせず、横から見ると、耳たぶ、肩、腰の中央、股関節、ひざ、くるぶしのやや前方が、一直線上に位置するように立つことが大切です。

この状態を保ちながら、かかとから着地して歩いてみましょう。このとき、両肩を水平に保つことを意識してください。

無理なくまっすぐに背筋を伸ばしてかかとから着地する——これが、股関節に負担をかけすぎない正しい歩き方「グッド歩行」なのです。そしてこれは、見た目にも若々しく、美しい姿勢であり、歩き方でもあります。

上半身がきちんと上に向かって伸びていると、上半身の重さが骨盤の上にまっすぐに乗るので、腰や首、肩などの関節にかかる負荷はもちろん、下半身の関節にかかる負荷も小さくなります。ところが、重心が前後どちらかに傾いてしまうと、バランスが崩れ、股関節やひざ、くるぶしなどに余計な力がかかることになってしまうのです。

股関節やほかの関節に負担をかけないためにも、健康を維持し、いつまでも若く美しくあるためにも、背筋を伸ばして歩くことは重要だと言えるでしょう。

ゆっくり歩きトレーニングでグッド歩行を身につける

グッド歩行が理解できたら、自分の歩き方を修正しましょう。

人は誰でも幼児のときから続けてきた歩き方のクセを持っています。あなたの下半身の筋肉は、あなたの歩き方のクセに適応するように発達しているのです。

無理なくまっすぐ背筋を伸ばす

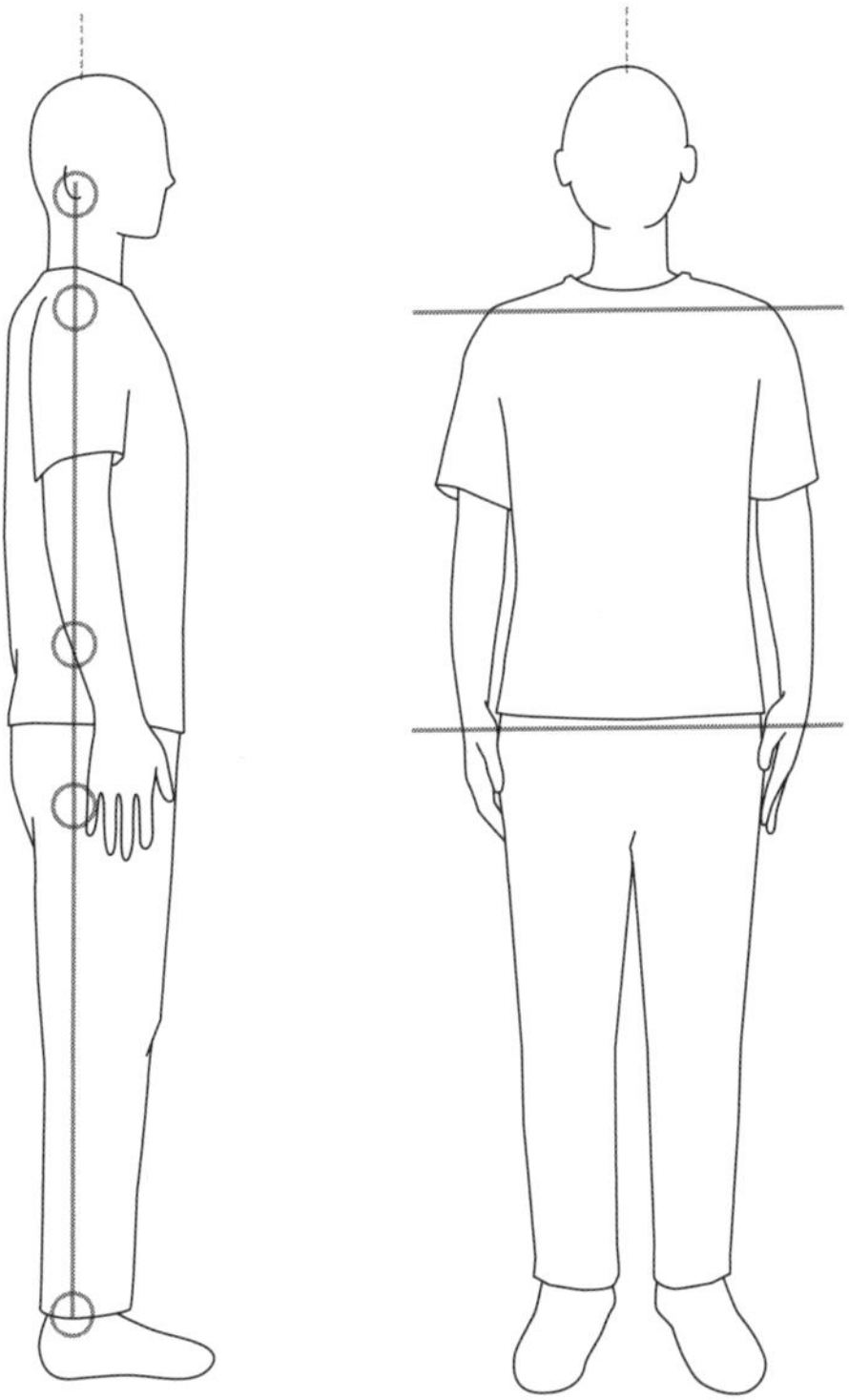

・頭のてっぺんから糸でつり上げられているようなイメージで背筋をまっすぐ伸ばす
・耳たぶ、肩、腰の中央、股関節、ひざ、くるぶしのやや前方を一直線上に
・両肩は水平を保つ。移動するときに体の軸が揺れないように注意

ですから、普段とは違う歩き方をしようとしても、定着させるのはなかなか難しい。無意識に歩けば、いつもの歩き方になってしまうので、最初のうちは、意識的に正しい歩き方を繰り返して、その歩き方を体に覚えさせることが必要です。

そこでおすすめしたいのが「ゆっくり歩きトレーニング」です。これは、通常の速さよりもゆっくり、スローモーションで歩くことで正しい歩き方を身につける方法です。「かかとからの着地」と「無理なくまっすぐ伸びた背筋」を意識しながらゆっくりと歩き、同時に鏡などを使ってチェックすることによって身につけていきます。

初めのうちは、意識していないと、すぐに元の歩き方に戻ってしまいますが、あえてスローモーションで歩いて、確認と修正を繰り返すことで、やがて無意識でできるようになります。

ショッピングなどのときは、ショーウインドーや街角の鏡に映った自分の歩き方をチェックしてみましょう。

背筋は伸びているか、かかとから着地しているか、リズミカルに足が運ばれているか。

そして、もしも気になる部分があったら、家に帰ってから再び「ゆっくり歩きトレーニング」を行います。

クセを変えることは誰にだって難しいのですから焦る必要はありません。「あれ、また元に戻っている」と感じるたびに、ゆっくり歩きトレーニングを行いましょう。

ゆっくり歩きトレーニングで確認と修正を繰り返していくうちに、グッド歩行に必要な筋力がつき、関節はしなやかさを増していき、そのうちに無意識にグッド歩行ができるようになります。

グッド歩行でウオーキング

無意識にグッド歩行ができるようになったら、健康維持やアンチエイジングのための次のステップとして、グッド歩行でのウオーキングに挑戦しましょう。

今までの歩き方からグッド歩行に変えたあなたは、歩いた後の疲れが少ないことをすでに体感されていることと思います。

グッド歩行は、術後の患者さんを対象に指導する歩行リハビリテーションをベースにしているので、股関節や腰、ひざ、足首にかかる負担が少ないうえ、術後で体力を消耗している患者さんでも無理なくできるよう考えられています。ですから、グッド歩行でのウオーキングを行えば、無理なく穏やかにエクササイズすることができるのです。

では、グッド歩行でのウオーキングは、どのくらいのスピードでどのくらいの距離を歩けばよいのか。これは個人個人の運動習慣や能力、身体的な条件が異なるため、一律に決めることはできません。

そこで、自分なりのモノサシを設定して、取り組むことが必要になります。

このとき役立つのが、体にかかる負担を自分の主観で「ラク」「ややラク」「普通」「ややきつい」「きつい」の5段階に分ける「ボルグスケール」です。本来のボルグスケールでは、もっとずっと細かく13〜16段階に分けるのですが、グッド歩行でのウオーキングの基準として使うには、5段階の簡易版スケールで十分です。

「普通」レベルのウオーキングの目安としては、数分間歩いた段階で少し息が上がり、体がぽかぽかと温かくなってくるくらいです。

これからウオーキングを始める人なら、「ややラク」と感じられるスピードと距離から始めましょう。そして、少しずつスピードを上げたり距離を延ばしたりして、「普通」

レベルまで強度を引き上げるのです。

「普通」レベルがある程度こなせるようになったら、「ややきつい」と感じられるレベルまでスピードと距離を調節して少しずつ引き上げましょう。

歩くペースを判断するもうひとつの方法に「トークテスト」があります。これは、歩きながら言葉を発してみて、そのときの感覚でチェックします。

①歩きながらラクに会話ができる
②歩きながら歌を歌える
③息が上がって話すことができない

この3段階のうち、ちょうどよいペースは①。歩きながら歌は歌えないがラクに話せるペースが目安となります。

「ボルグスケール」と「トークテスト」の2つを使えば、自分の身体能力や運動習慣に合ったスピードと距離が簡単に導き出せるはずです。

ウオーキングの魅力は場所を選ばないところにもあります。犬の散歩や買い物の行き帰り、通勤通学だけでなく、雨の日なら大型ショッピングモールでも歩けますし、プールに行けば水中ウオーキングもできます。

細切れ歩行でもかまいません。トータルで毎日30分間程度を歩くことに振り向けてください。毎日が難しければ、1日60分間の歩行を週に3〜4回でもOK。義務と感じると長続きしませんから、楽しむ気持ちを忘れずに。

グッド歩行でのウオーキングを習慣にすることが、あなたの股関節を健やかに保ち、健康と若さにつながるということを心に留めて歩き続けてください。

股関節を鍛えるストレッチ

ストレッチで股関節を柔らかく

前の項では、グッド歩行を身につけ、ウオーキングというエクササイズを行うことで、股関節への負担を最小限に抑えながら、筋力をつけ関節をしなやかにする方法を説明しました。健康と若さ、そして美しさのカギを握るのが、股関節の状態であること、そのためには、適度な運動習慣が欠かせないことがおわかりいただけたと思います。

さて、ウオーキングとともにぜひともおすすめしたいのが、股関節のストレッチと筋力トレーニングです。どちらも、放っておけば年齢とともに衰えてしまう股関節をメンテナンスするために欠かせません。

本項ではまず、股関節をしなやかに保つためのストレッチ方法について説明します。

ストレッチの効果と種類

筋肉を伸ばすことをストレッチと言いますが、そもそもその効果としては次の4つが挙げられます。

①筋、腱、靭帯の柔軟性を高める
②関節可動域を拡大する
③体の血液循環をよくする

④心身をリラックスさせる

一般的に3つの方法が知られています。

①静的ストレッチ

筋肉をゆっくり伸ばし、動く範囲を広げる。こうすることでケガを予防し、パフォーマンスを十分に発揮させます。

②PNFストレッチ

体の固有受容器（位置の感覚、動きの感覚、力の感覚）を刺激することによって、ストレッチの効果を高めます。

③バリスティックストレッチ

反動をつけ、弾むような動作で筋肉を伸ばす方法で、いわゆる柔軟体操です。

ここでは、股関節を柔らかくする静的ストレッチ2種類を紹介します。いずれも立つたまま行えますから、場所を選ばずいつでもどこでもできます。私のクリニックの患者さんたちに、術後のリハビリテーションの前後に実際に取り組んでもらっているものと同じです。術後でもできるストレッチですから、大変なものではありません。ぜひともウオーキングの前後に行うようにしてください。

ウオーキングの前に準備運動として行うと、血液の循環がよくなり、心拍数が上がるため、体温も少し上がり、関節や筋肉を無理なく温めることができます。これが、筋肉や関節を傷めたり、ケガをしたりするのを減らすことにつながるというわけです。

また、ウオーキングの後にストレッチを行えば、運動モードになっている関節や筋肉を、無理なくクールダウンできるばかりでなく、関節や筋肉の柔軟性を高める効果も期待できます。

一度に行う回数の目安は10回程度。ウオーキングの前後だけでなく、起床後や寝る前、入浴後などに行うこともおすすめです。自分なりのストレッチタイムを設定し、毎日続けることが大切です。

①太ももの外側の筋肉を伸ばす

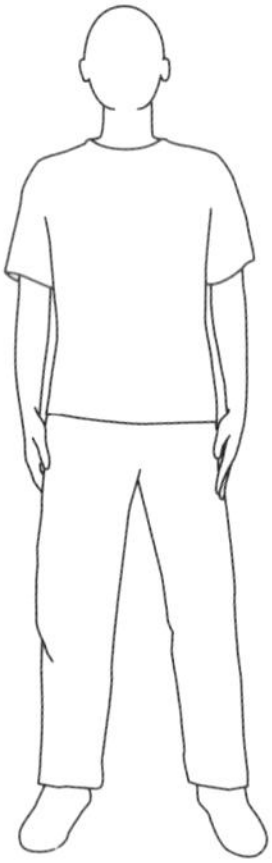

①肩幅よりも少し広いくらいに足を広げて立つ。このとき、背中、腰、ひざはまっすぐ伸ばす。

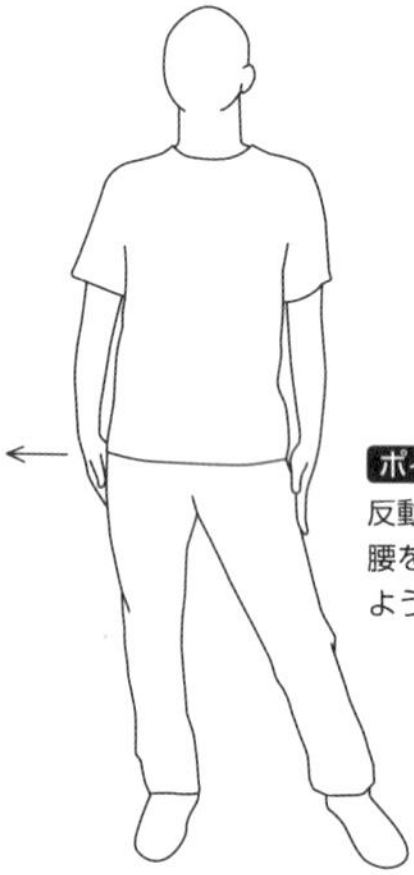

②腰だけをゆっくり右に動かす。

ポイント!
反動をつけて
腰を左右に振らない
ようにしましょう。

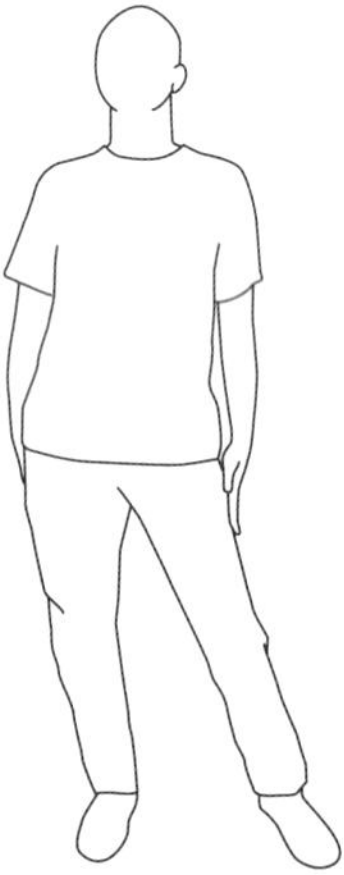

③骨盤の右側から右太ももの外側に張りを感じたら、そこで5秒間止めて筋肉を伸ばす。

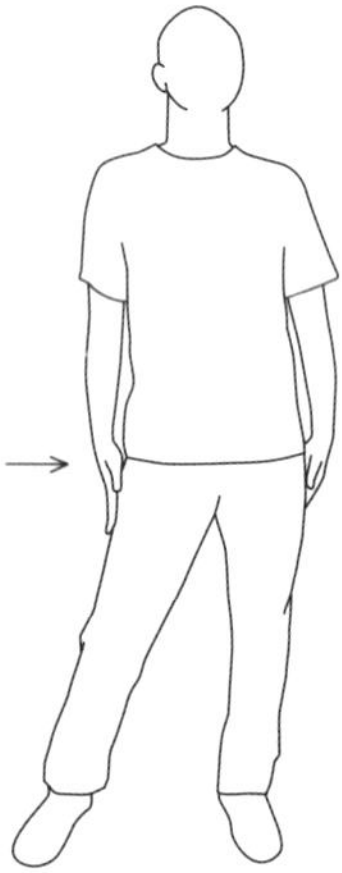

④左側も同様に行う。

②太ももの前側の筋肉を伸ばす

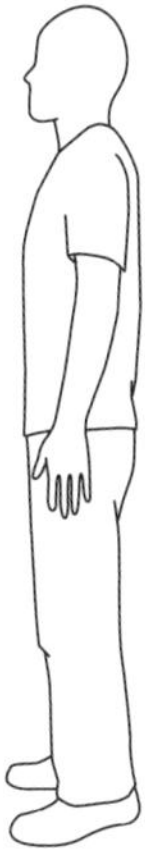

①肩幅よりも少し広いくらいに足を広げて立つ。

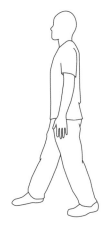

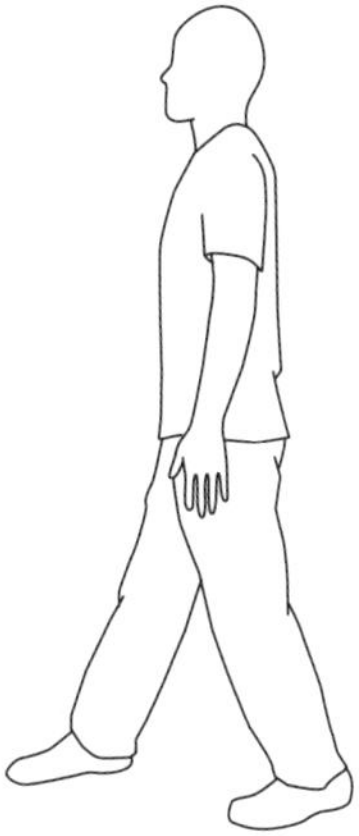

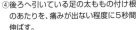

②ストレッチする方の足を後ろへ引く（爪先はまっすぐ）。

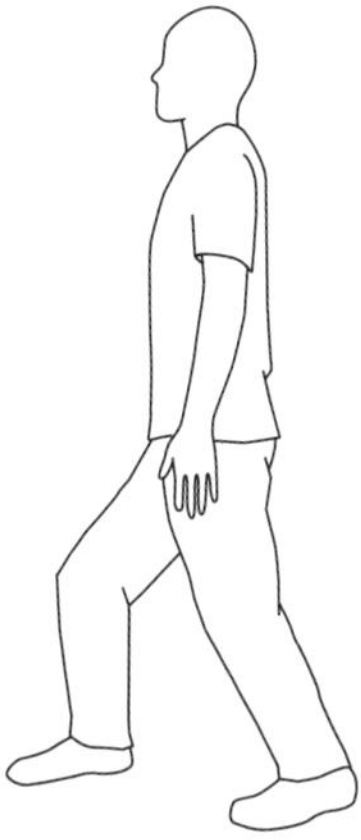

③前に出ている足のひざをゆっくり曲げる（両足のかかとは地面に着けたまま）。

ポイント!
両方のかかとが浮かないようにしましょう。

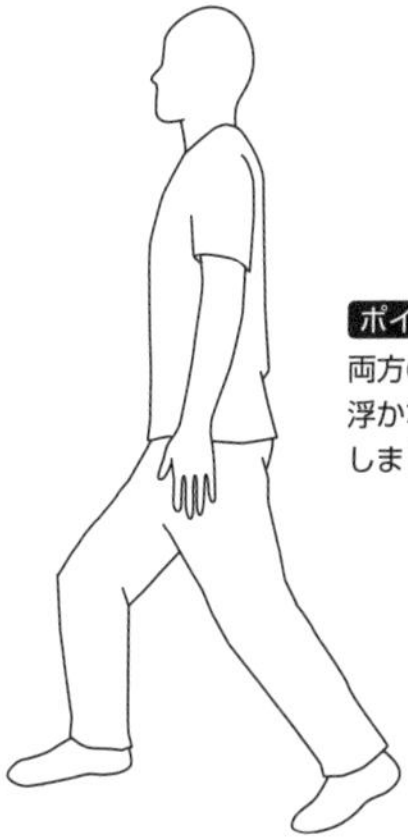

④後ろへ引いている足の太ももの付け根のあたりを、痛みが出ない程度に5秒間伸ばす。

⑤足を替えて、もう一度。

股関節を鍛えるトレーニング

グッド歩行には筋力が必要

股関節をしなやかにするためのストレッチとともに欠かせないのが、股関節を最大限に動かしたり、正しい姿勢を保つための筋力トレーニングです。残念ながら、グッド歩行だけでは筋力をアップするには不十分です。中高年になったら筋力トレーニングを意識して行うことが大切です。

筋力とは筋肉が収縮するときに発生する力です。筋肉は数多くの筋線維から構成されています。筋線維の太さは髪の毛と同じくらい、直径20〜150ミクロンです。筋線維の内部にはアクチンとミオシンと呼ばれるタンパク質があり、これらが互いにスライドすることにより筋肉が収縮します。

筋線維は遅筋線維と速筋線維に分けることができます。遅筋線維は読んで字のごとく遅い速度で収縮し、小さな力を長時間出し続けることができます。速筋線維はそれとは逆に、速い速度で収縮し、大きな力を瞬間的に発揮できます。陸上短距離選手は速筋線維が多く、長距離選手は遅筋線維が多いことがよく知られています。

また、加齢によって速筋線維が衰えるので、高齢者はすばやい動きが困難になり転倒しやすくなります。筋力トレーニングは速筋線維の衰えを防ぐために有効な運動です。

とくに、立ったり、歩いたり、イスに座ったりという、日常の動作をスムーズに行うことに大きく関わるのが股関節周りの筋肉。大腿四頭筋（太ももの前方の筋肉）や、大殿筋（お尻の筋肉）、さらには背筋や腹筋なども筋力トレーニングによって強く保つことが欠かせません。

私のクリニックでは、来院する患者さんの股関節周りの筋力測定と歩き方チェックを行っています。そうすると、運動不足なのか、定期的な運動をしているのか、かなりのスポーツ好きなのかが簡単に推測できるのです。

その結果から言えるのは、運動習慣があり、股関節周りの筋肉が発達している人ほど、術後早い段階でグッド歩行ができるようになっているということ。逆に、股関節周りの筋肉が発達していない人は、グッド歩行の習得自体に時間がかかり、本人も難しさを感じることが多いようです。

ですから、もしも、あなたが普段あまり運動をしていないなら、スムーズにグッド歩行を身につけるためにも筋力トレーニングによって筋肉を鍛えることをおすすめします。

筋力がアップするメカニズムとは?

筋肉量を増やすには筋力トレーニングによって筋肉を太くする「筋肥大」が必要です。筋肥大は1本1本の筋線維が太くなることによって起こりますが、そのためには、トレーニングによって筋肉に負荷をかけることが必要です。筋肉に負荷をかけることによって、成長ホルモンやインスリン様成長因子1などの物質が放出され、食事で摂取したタンパク質を筋肉に合成する作用が高まるのです。

では、筋肉に負荷をかけることによって、なぜ筋肥大が起こるのでしょうか。筋力トレーニングによって、筋肉に負荷がかかると、筋肉に部分的な損傷(断裂など)が起こります。筋損傷が起こると、損傷した部分を修復する働きによるタンパク質合成が活発になります。筋損傷は2~3日で回復し、損傷前よりも太い筋線維へと修復されます。

これを「超回復」と言い、超回復を繰り返すことにより筋線維が太くなり、筋力がアップするわけです。

しかし、筋損傷により炎症反応が起きた場合はいわゆる筋肉痛が発生しやすくなります。筋肉痛はトレーニング直後ではなく1～2日後に出てきます（「遅発性筋肉痛」と言います）。筋肉痛が改善するには損傷した部分の修復が必要なので、損傷部位に強い負荷をかけるトレーニングは避け、ほかの筋力トレーニングを行ってください。

無酸素性運動と有酸素性運動

これまで述べてきたように筋力を増やす、あるいは衰えを防ぐには運動をしなければいけません。運動には無酸素性と有酸素性があります。無酸素性運動とは短距離走などの運動強度が高い運動です。一方、有酸素性運動は普通の歩行に代表されるような運動強度が低い運動です。

筋力トレーニングは無酸素性運動であり、筋肉量を維持、増加させるために筋肉に負荷をかけるレジスタンストレーニングです。重量物を引き上げたり、油圧やバネ、ゴムで抵抗を与えたりして筋肉に負荷（レジスタンス）をかけるわけです。

実験の結果、トレーニングを10回繰り返して疲労により11回目ができないような負荷をかけると筋肉の肥大が起こりやすいということがわかり、10RM（repetition maximum）を目安に負荷を設定するのがよいことがわかりました。たとえば1キロの錘《おもり》を足首につけて下肢を挙上（持ち上げること）するのが12回できたら、次は1・5キロで下肢挙上してみる。ようやく10回挙上することができたら10RM相当の負荷は1・5キロになります。それで1か月間トレーニングを続け、1・5キロで12回挙上することができるようになったら、次に2キロの負荷をかければよいわけです。

中高年者のトレーニングで注意すべきは血圧の上昇などの循環器系への影響です。10RMを行う際には、呼吸を止めることなく、ゆっくりと息を吐きながらトレーニングすると血圧上昇を抑えることができます。

股関節のトレーニングはこうしたことに注意しながらやってみるといいでしょう。

股関節周りの筋肉を鍛える

股関節を曲げるとき必要な筋肉を鍛える体操をご紹介しましょう。筋肉トレーニングは、継続して行えば行うほど効果があります。日常生活の一部として習慣化するのが継続のコツです。②～⑤の体操は足首に錘をつけるとより効果的です。５００グラムから始め、12回できたら増やしてみてください。

①ひざ伸ばし体操

太ももの前の筋肉（大腿四頭筋）を鍛える体操です。この筋肉が衰えると、股関節やひざ関節の安定性がなくなってしまうために、階段の上り下りやイスからの立ち上がりに支障をきたします。この体操さえ、１日３分でも続ければ、大きな効果が期待できます。

②前上げ体操

股関節を曲げるときに必要な筋肉（股関節屈曲筋群）を鍛える運動です。この筋肉が衰えてしまうと、両足を前に出す動作が困難になります。

①ひざ伸ばし体操

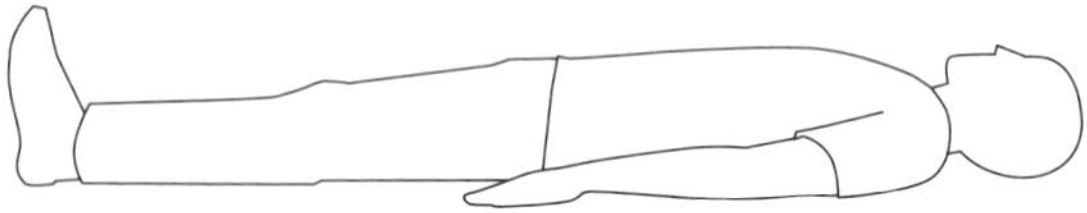

①ひざを伸ばして仰向けに寝る。
②ひざの裏側を床に押しつけるようにし、伸ばしきった状態を５秒間キープ。
③５～10秒くらい休みを入れてからもう一度。これを10回繰り返す。

ポイント! 腰はしっかり床に着けたままで。

②前上げ体操

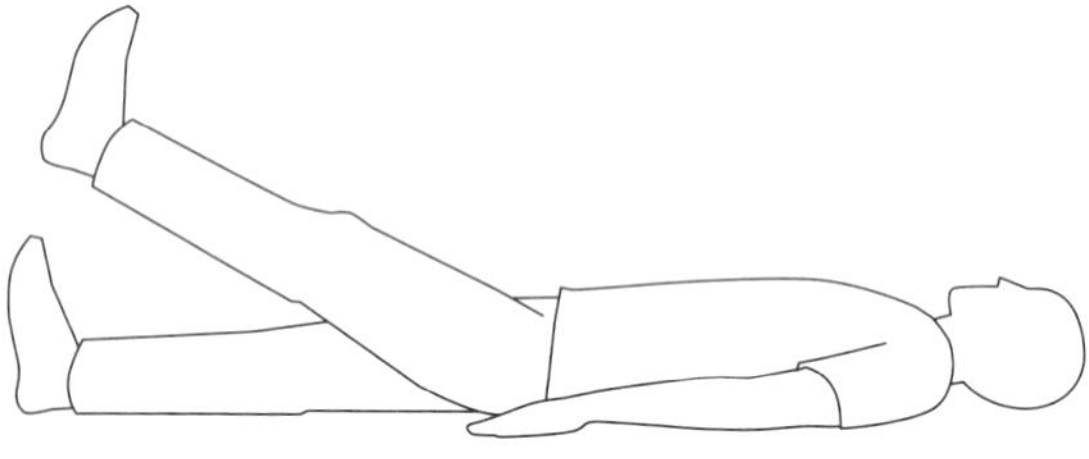

①仰向けに寝る。このとき両腕は体に沿って伸ばし両足を揃える。
②ひざを曲げずに片方の足を５秒かけてゆっくりと上げる。
③同じく５秒かけてゆっくりと下げる。
④ここまでを１回とカウントし10回行う。
⑤反対側の足も同様に行う。これを３セット行う。

ポイント! ひざをまっすぐに伸ばしたまま、足を上げ下げしましょう。

③後ろ上げ体操

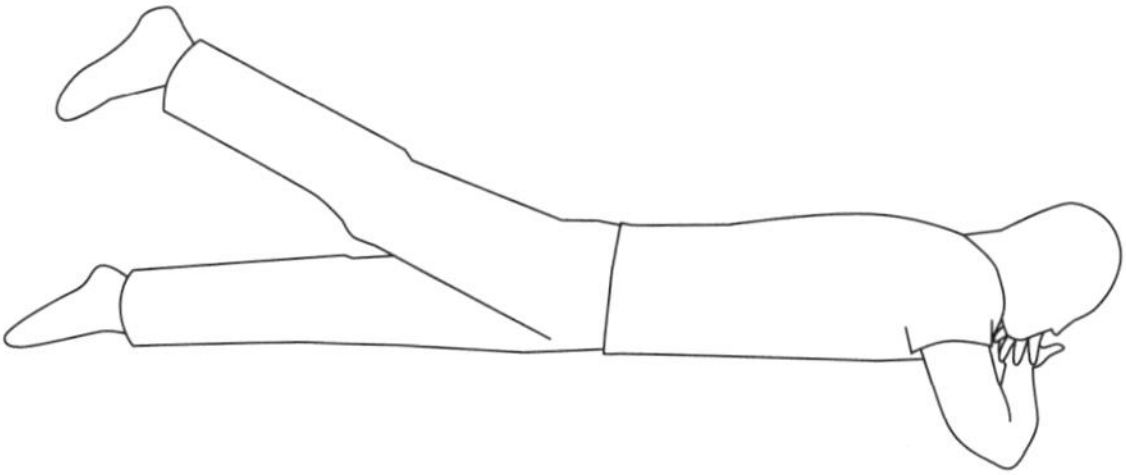

①うつ伏せに寝る。あごを引き、顔の下に両手のひらを重ねる。
②ひざを曲げずに片方の足を5秒かけてゆっくりと上げていく。
③無理のない高さまで上げきったら、同じく5秒かけてゆっくりと下げる。
④ここまでを1回とカウントし10回行う。
⑤反対側の足も同様に行う。これを3セット行う。

ポイント! 上げる方の足のひざが曲がらないように。

④ひざ曲げ体操

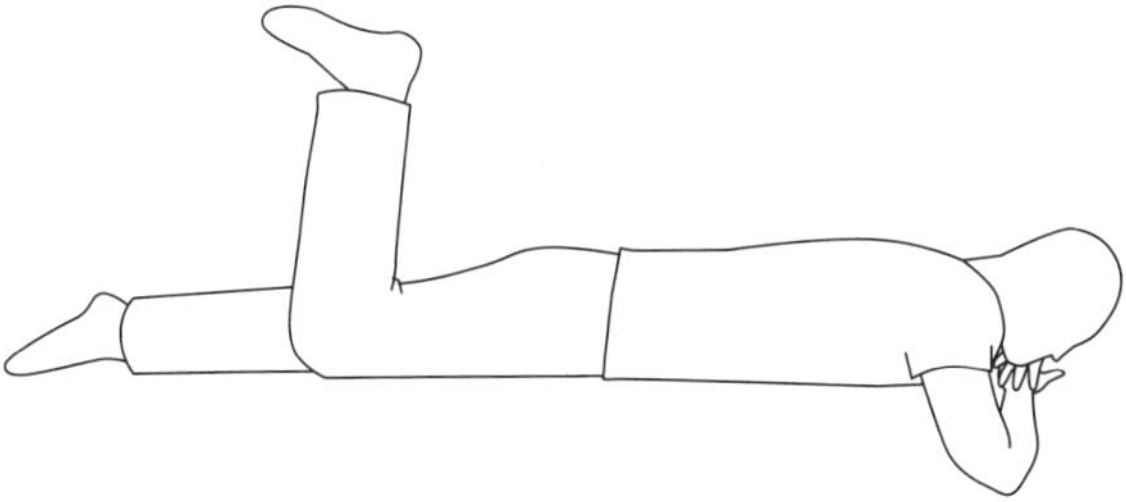

①うつ伏せに寝る。あごを引き、顔の下に両手のひらを重ねる。
②片足を伸ばしたまま、もう片方のひざをゆっくり曲げる。
③曲げきったらゆっくりと下ろす。
④ここまでを1回とカウントし10回行う。
⑤反対側の足も同様に行う。これを3セット行う。

ポイント! 曲げたひざの角度は90〜110度。

③後ろ上げ体操

股関節を伸ばす筋肉（股関節伸展筋群）を鍛える運動です。ここを鍛えることで、歩くときに体幹（上半身）と骨盤のバランスを保ち、足が地面から離れる際の前方への加速度を与えます。

④ひざ曲げ体操

ひざを曲げるときに必要な筋肉（ひざ関節屈曲筋群）を鍛える体操です。本来はひざを曲げる筋肉ですが、股関節を伸ばすためにも重要な役目を果たしている筋肉です。

⑤横上げ体操

股関節を外側に開くときに必要な筋肉（股関節外転筋群）を鍛える体操です。この筋肉は片足で立つときに体のバランスを保つために重要な役割を果たします。この筋肉が衰えると、骨盤を水平に保てなくなり、バランスをとろうとして肩が傾くため、歩くときに肩が左右に揺れるようになります。

⑤横上げ体操

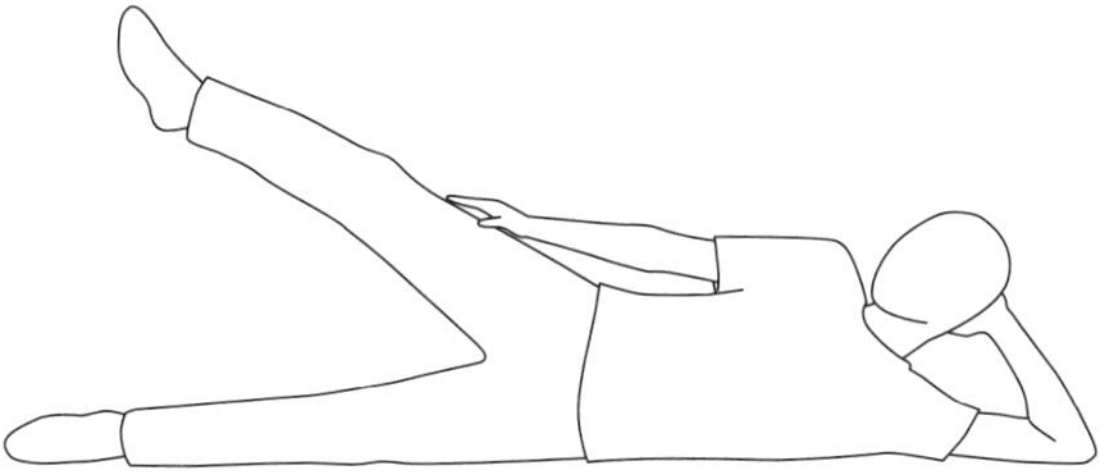

①横向きに寝て脇腹を床に着ける。このとき下側の腕で頭を支え、
上側の腕は自然に体に沿わせ、手のひらを下向きに置く。
②ひざを曲げずに、上側の足を５秒かけてゆっくりと上げる。
③同じように５秒かけてゆっくりと下げる。
④ここまでを1回とカウントし10回行う。
⑤体の向きを変えて反対側の足も同様に行う。

ポイント! 足を上げたときに上半身をひねらない。

⑥スクワット

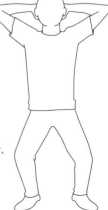

①足を肩幅程度に開き、両手は耳の後ろ付近に置く。
②背筋を伸ばし、股関節を曲げながら重心を落として、
ひざを90度まで曲げる。
③ゆっくり戻る。
④ここまでを1回とカウントし10回行う。

ポイント! ひざを90度以上曲げないように。

⑥スクワット

太ももの前の筋肉（大腿四頭筋）、お尻の筋肉（大殿筋）、太ももの内側の筋肉（股関節内転筋群）を鍛える体操です。ひざを曲げようとせず、腰から股関節を曲げるように意識して行うことが大切。これにより、股関節周りの筋肉が強く柔らかくなります。

股関節を鍛える座り方

座っているときに気を付けたいこと

日常生活における股関節の役割はとても重要です。加齢とともに、座っている時間が増えている方も多いと思います。また、パソコンを使った長時間のデスクワーク、車や電車での長時間の移動、長時間のテレビ視聴など、生活スタイルが長時間座っていることを前提としている場合もあるでしょう。となると、股関節のために考えなくてはいけないのは、いかに負担をかけずに座るかです。

座っているときの股関節にかかる負担は、立っているときに比べてずっと低くなります。股関節の状態がよくない人でも、よほど重症にならない限り、座ることはできます。ですから、もしも股関節に痛みや違和感を覚えたら、まずは座って休むようにしましょう。そして、痛みや違和感などの症状がやわらぐのを待って、早めに整形外科医を受診することをおすすめします。

負荷が少ないとはいえ、座っているときの姿勢には注意が必要です。というのも、座る姿勢が悪いと、背中や首周り、そして腰などに余計な負担をかけてしまうからです。とくに、座った姿勢が猫背になっていると、股関節と並んで体の中で重要な関節である腰へ大きな負担がかかります。腰痛の原因が猫背であることも少なくありません。

また、猫背は悪い姿勢ですからエネルギーも浪費します。つまり、休むために座っているはずが、かえって疲れてしまっている、ということにもなりかねないというわけです。疲れやすいと感じる人は、座っている姿勢が猫背になっていないか確認してみましょう。

もうひとつ注意すべきは、座っている時間です。長時間座り続けることはできれば避けた方がいいです。座り続けるのは、長くても20分程度に抑えるのが理想です。

というのも、座りすぎによる健康被害が報告されているからです。一日の続座位時間が4時間未満の成人に比べると、4時間以上座っている人は死亡リスクが高くなります。それ以外にも、座りすぎは肥満・糖尿病・一部のがん・冠動脈疾患・認知障害・うつのリスクファクターになっていることが指摘されています。

また、たとえ正しい姿勢で座っていたとしても、長時間になると、腰や背中、周辺の筋肉が硬直してきます。そのとき、負荷がかかるのは腰であるため、腰痛を発症してしまうことが多いのです。

長時間座り続けなくてはいけないこともあるでしょう。でも、そのような場合でも、できる限りこまめに、ストレッチをする、少し歩くなどの時間をとっていただきたいと思います。

股関節に負担をかけない立ち上がり方

股関節の状態が悪くなると、車の乗り降りの際など、立ったり座ったりする動作がつらくなります。なぜなら、座っているときに股関節にかかる負荷は軽いのですが、イスなどから立ち上がるときには、体重の約3・3倍の負荷がかかるからです。これを繰り返せば、関節軟骨などへのダメージは避けられません。

では、日常生活の中でどんなことに気を付けて立ち上がれば、股関節を守ることになるのでしょうか。

そのためには、「立ち上がり方」の前に「座り方」から注意しなくてはなりません。

まず、イスはなるべく座面の高いイスを選ぶこと。イスが低いほど、立ち上がるときの股関節には大きな負荷がかかります。毎日使う食卓用のイスなどが低い場合は、毎回股関節に負担をかけていることになるので、座布団やクッションを敷くなど、座面を高くする工夫をしましょう。

とはいえ、外出中などはイスの高さを選べませんよね。そんなときは、深く座らずにできるだけ浅く腰掛けるようにしましょう。背もたれにもたれかかるような座り方ではなく、イスにお尻をちょこんと乗せる位がおすすめです。そうすれば、立ち上がるときの股関節への負担を減らすことができます。

うっかり深く腰掛けてしまった場合は、立ち上がり方に一工夫します。股関節への負荷を最小限に抑えた「立ち上がり方」をご紹介しましょう。

深く腰掛けてしまったら、その位置から、まずお尻だけを前の方にずらして、イスに浅く腰掛けたような体勢にしてから、立ち上がります。そうすれば、立ち上がるときに股関節にかかる負荷を抑えることができます。

肘掛けがついたイスの場合は、肘掛けに両手を置き、腕を伸ばす力を使って立ち上がると、股関節への負担が減ってラクに立ち上がることができます。

肘掛けのないイスの場合は、上半身を伸ばしたままいきなり立ち上がらず、いったん上半身を前に倒して、両手を太ももに置き、両手の力も使って立ち上がるようにしましょう。手を使うことで股関節への負担を大きく減らすことができます。

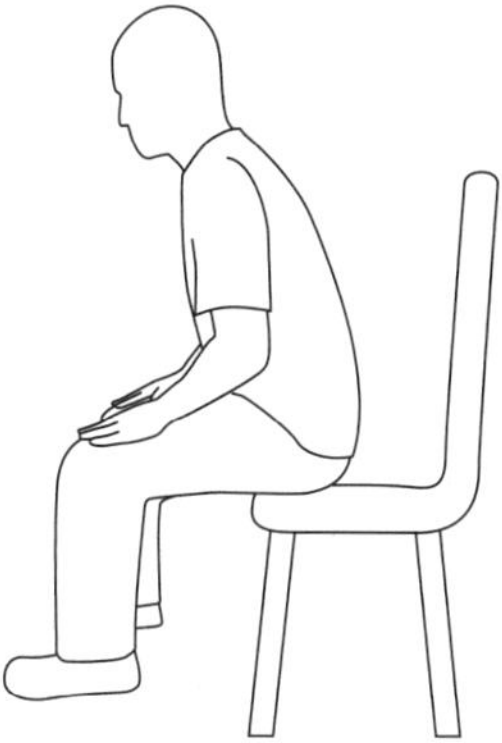

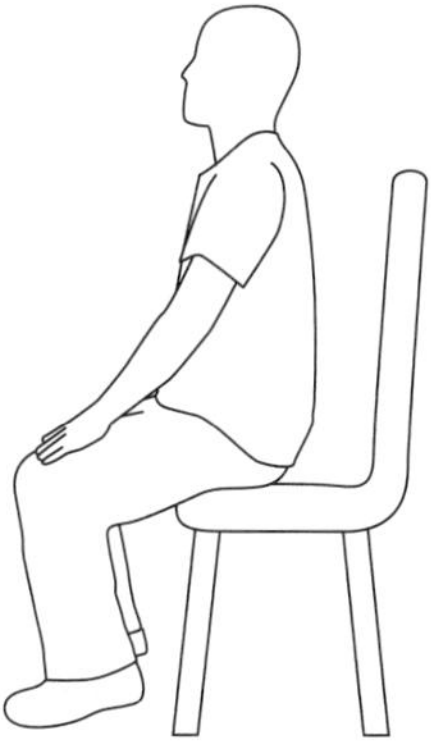

・深く腰掛けたときは、
お尻だけを前の方へずらし、
浅く腰掛けた体勢にしてから
立ち上がる。

・できるだけ浅く
ちょこんと腰掛ける。

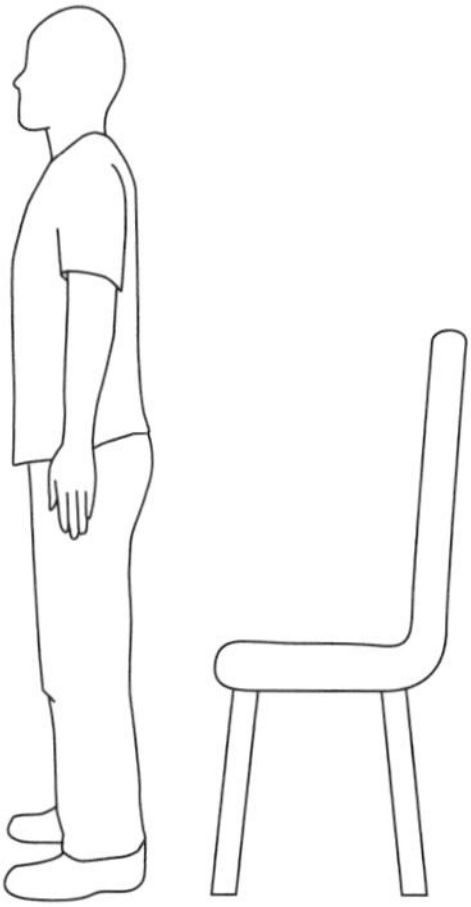

・立ち上がるときは、いったん、
上半身を前に倒し、両手を太ももに置き、
両手の力も使って立ち上がる。
肘掛けがある場合は、肘掛けに両手を置き、
両腕を伸ばす力を利用して立ち上がる。

股関節を鍛える日常動作

日常動作の悪いクセが痛みを招く

残念ながら私たちの日常生活は、股関節に負担のかかる動作の連続です。前項でお伝えした座った状態から「立ち上がる動作」もそのひとつ。この動作も、立ち上がるときに肘掛けに手を置いて、腕を伸ばす筋力を利用したり、上半身を前方へ傾け、両手を利用したりすれば、股関節への負担を減らし、いい状態をキープすることができます。

幾度となく繰り返すことになる日常動作を、正しい姿勢で関節に負担をかけずに行うのは、関節痛に対する最適な治療法であり、最適な予防法でもあるのです。

言い換えれば、股関節に負担をかけない正しい姿勢と動作を体に覚え込ませ、「いいクセ」をつけることこそが、股関節を日常生活の中で鍛えることであると言えるでしょう。

股関節に痛みが出やすい動作とは？

では、どんな動作が股関節を傷め、股関節痛を引き起こす危険性があるのでしょうか。

一言で言えば、股関節に大きな負荷をかけるすべての動作がそのリスクを持っていると言えます。具体的には、

①座った状態から立ち上がる動作
②深く屈み込んだりしゃがんだりする動作
③重い荷物の持ち運び
④立った状態で、揺れや引っ張りに対抗して踏ん張る動作
⑤長時間の歩行

などが挙げられます。

こうした動きを避ければ、関節軟骨などへのダメージが減り、股関節をいい状態に保つことができます。とは言っても、いずれの動作も日常生活で普通に繰り返している動

作。これを行わないで生活することはまず無理でしょう。

ではどうしたらいいのか。

まず、これらの動作が股関節に負担をかけていることを知っておくことだと思います。「ダメージを与えている」自覚があれば、できる限りその動作を避ける、負担の少ない姿勢や動作を身につけるなどの方法で、痛みが出る前に予防的に避けることも可能になるからです。

そして関節に負担をかけないよい姿勢と動作をクセにしてしまうこと。それが、股関節の健やかさを長持ちさせるコツなのです。

今挙げた5つの動作について、股関節をよい状態にキープし続けるためにどのような点に気を付けたらよいのか、動作ごとにお伝えします。

①座った状態から立ち上がる動作

前述したように、座った状態から立ち上がるとき、股関節には体重の約3・3倍もの負荷がかかります。車から下りる、ソファから立ち上がる……日常生活の中で数え切れないほど繰り返し行われているこの動作が、知らず知らずのうちに股関節に負担をかけているわけです。

前述してあるので、ここでは簡単にポイントだけ再確認しておきましょう。

大切なことは、まずイスに座る時点で、選べるなら座面の高いイスを選び、深く腰掛けず、浅くちょこんと腰掛けること。

深く腰掛けてしまった場合は、いきなり立ち上がらずに、お尻だけをいったん前方にずらし、浅く腰掛けた状態にしてから立ち上がります。

低いソファなどに深く腰掛けてしまった場合は、肘掛けや杖、テーブルなどにつかまり、腕の力で立ち上がり、股関節への負担を少なくするようにしましょう。

②深く屈み込んだりしゃがんだりする動作

床に落ちたものを拾うときなどに、私たちは深く腰を折り曲げた前屈動作をとります。この深い前屈動作は、実は股関節にも腰にも大きな負担をかけています。ものを拾うときは、前屈みではなく、しゃがみ込んでから拾い上げるようにしましょう。

ただ、このとき股関節の状態が良好であれば問題ないのですが、股関節に痛みがあったりすると、どうしても股関節を開いてしゃがむ動作を避けて、腰を折り曲げた前屈動作になってしまいがち。そうすると股関節だけでなく腰までも傷めてしまう危険性があります。

このように股関節をいい状態に保つことができないと、ほかの関節までも傷めてしまうことになりかねないのです。

立ったり座ったりに比べれば、深く屈み込む動作の頻度はさほど多くない、と思われるかもしれません。確かに、食事はイスとテーブル、寝るのはベッドという生活であれば、前屈動作はさほど多くないでしょう。

しかし、畳の上に布団を敷いて寝て、食事はちゃぶ台などの低いテーブルを使う和式の生活の場合はどうでしょうか。たとえば毎日の布団の上げ下げです。畳の上に布団を敷くためには深く屈み込むことが欠かせません。

畳むときも同様です。しかも重たい布団を屈んで持ち上げるため、かかる負荷はさらに大きくなります。また、布団に入ったり、朝起きて布団から立ち上がるときにも深く屈み込む動作が必要です。加えて、3度の食事をちゃぶ台で食べているとしたら、そのたびに前屈動作をしていることになります。そして、当然ながら、和式の便器についても同じことが言えます。

こうした動きを毎日繰り返すことは、股関節にダメージを与え続けることなのです。ですから、クリニックにいらっしゃるすでに痛みを感じている患者さんに対しては、私はベッドとテーブルの洋式生活への切り替えを提案します。

というのも、洋式の暮らしに切り替えるだけで、股関節にかかる負荷はかなり軽減され、生活を送るうえで感じる痛みを激減させることができるからです。

この本を読んでくださっている方の中には、痛みを感じていないという方も少なくないと思いますが、そんな方でも、ある程度の年齢になったら、洋式生活への切り替えをおすすめしたいと思います。

年齢をかさねればかさねるほど、使えば使うほど、関節軟骨はすり減るなどのダメージの危険が増していくのです。股関節を守るという意味では、生活スタイルの切り替えは非常に効果的な予防法であり治療法でもあると言えます。

③重い荷物の持ち運び

重い荷物の持ち運びのときに注意したいのは、持ち上げるときの姿勢です。②でも説明しましたが、床や地面に置いてあるものを持ち上げるときは、深く前に屈んで持ち上げる人が多いのです。この前屈姿勢は股関節にも腰にもよくありません。

持ち上げるものが軽い場合はまだよしとしましょう。問題となるのは、重い荷物を持ち上げる場合。旅先で重いスーツケースを持ち上げたことで腰を傷めてしまったという経験を持つ方は、読者の中にもいらっしゃるのではないでしょうか。

腰を折り曲げた前屈姿勢で重いものを持ち上げることは、股関節にも負担をかけることに加えて、腰痛になる最大の原因であると言われています。

では、どのように持ち上げればよいのか。ポイントは腰だけでなく、下半身をしっかり使うこと。できるだけ前屈みにならず、両足を開き、股関節とひざを曲げて荷物に体をなるべく近づけます。そして、ひざを使って真上に持ち上げるようにしましょう。

このときすでに股関節の状態が悪いと、股関節を開いて曲げる動作を避けようとして、腰を曲げた前屈姿勢をとってしまい、その結果腰を傷めることになってしまいます。ほかの関節を守るためにも、股関節の状態をよくしておかなくてはならないのです。

④立った状態で、揺れや引っ張りに対抗して踏ん張る動作

電車やバスで移動したり、誰かと待ち合わせたりする場合は、座るのが一番です。股関節へかかる負担は、立っているよりも座っている方がずっと少なくてすみます。

とはいっても、通勤時の電車は座れないことの方が多いでしょう。待ち合わせでも座る場所を確保できないこともあるでしょう。

そのような場合は、立つ姿勢に気を付けてください。足は肩幅ぐらいに開き、できるだけ両足に同じ重心をかけてまっすぐに立つようにします。左右どちらかの足に重心を傾けた立ち方は、片方の股関節への負荷が大きくなるのでなるべく避けましょう。

電車であれば、かならずつり革や手すりにつかまること。つり革や手すりは、転倒防止に役立つだけではありません。電車の揺れや引っ張りに対抗して踏ん張る動作は、股関節をはじめ、腰やひざなどの関節に負担がかかりますが、つり革や手すりにつかまることで、この負担を軽くすることができるのです。

また、体重は股関節への負荷に大きく影響します。ですから、重いバッグを持って立つことはできる限り避けることをおすすめします。

とくに、片手で重い荷物を持ったり、片方の肩に重いショルダーバッグをかけたりすると、体のバランスを崩しやすく、揺れや引っ張りに対抗して踏ん張ると、股関節や腰、ひざなどに余計な負担をかけることに。重い荷物は床に置き、つり革や手すりにつかまって、少し開いた両足に均等に重心をかけて立つようにしましょう。

どうしても仕事上、重い荷物を持って移動しなくてはならないケースもあるでしょう。そんなときは、キャリーバッグを使うことをおすすめします。

⑤長時間の歩行

股関節は、体を支える重要な部位であるだけに、立ったり歩いたりという日常的な動作のすべてに関わります。日常的な動作はすべて、股関節を傷める可能性のある動作であると言っても過言ではありません。また、その動きをする時間が長くなればそれだけ股関節にかかる負荷も大きくなってしまいます。

通常の歩行によって、かかる負荷の大きさは体重の3〜4・5倍。長時間歩けば、この負荷がずっとかかり続けることになります。しかしながら、前述したように、グッド歩行を行えば、着地や踏み切りなどによって股関節にかかる負荷や衝撃を最大限に減少させることができるばかりか、歩くことによって股関節を鍛えることができるのです。

このように、長時間無理なく歩くためには、グッド歩行を身につけることが欠かせません。そして、グッド歩行を身につけることは、一生スタスタと自分の足で歩ける人生への道でもあるのです。

グッド歩行がどのような歩き方であるのかは、前述の通りです。そこで、ここでは、長時間歩くときの注意点をまとめておきたいと思います。

まず、「かかとから着地して歩く」というグッド歩行を正しく身につけること。間違った歩き方で長時間歩いてしまうと、股関節に余分な負荷をかけるうえ、疲れやすくなります。まずは、慣れては忘れ、慣れては忘れを繰り返しながら、着実に正しい歩き方を体に覚え込ませることが先決です。

歩くときは、背筋を伸ばしかかとからの着地を常に意識して歩くこと。長時間歩くのですから、ショッピングモールでも川べりの道でも、自分が歩いていて楽しいと感じるコースを歩きましょう。

また、できるだけリラックスした状態で歩き、歩き終えた後、適度に汗をかいて心と体がスッキリしたと感じられるくらいの速度と距離で行うことも大切です。

うっかりしてしまいがちなのがウオーキングシューズの選び方。自分の足にフィットした歩きやすいものを選ぶことが、股関節にかかる負担をやわらげることにつながります。

股関節を鍛える生活習慣

体重コントロールで股関節への負担を軽減

前項では日常生活の動作に着目し、正しい姿勢と動作を体に覚え込ませることが、股関節を鍛えることにつながるということをお伝えしました。

ここからは、個々の動作ではなく生活スタイルや生活習慣に着目して、股関節を強く健やかに保つポイントを紹介していこうと思います。

股関節を傷めるリスクが高いのはどんな人たちでしょうか？

その筆頭が、体重が重い人たちです。体重が重い人ほど関節にかかる負荷が大きくなるため、関節を傷めやすいのです。つまり、股関節をいい状態に保つ最も有効な方法は、体重の管理ということになります。

もちろん、体重が軽ければ股関節を傷めたり、股関節痛を発症したりすることがない、というわけではありません。しかし、肥満などで体重が重い人より、相対的に股関節を傷める可能性が低いということは明言できます。

今という時代は、豊かな食生活と便利な生活環境のために、太り気味の人が増えています。肥満は生活習慣病のひとつであり、糖尿病や高血圧、心臓病といった病気を引き起こす可能性が高くなります。

そして、関節、中でも股関節への負担も増加させるので、股関節の状態をいい状態に保つためには、体重をコントロールし、標準体重に収まるように生活習慣を改善していくことが欠かせません。

運動量を減らさないこと

生活習慣の改善のためには、前述したグッド歩行でのウォーキングを生活の中に取り入れながら、栄養バランスのよい食事を心がけることが大切です。

ここで注意しておきたいのは、私たちの体は加齢とともに基礎代謝量が減るようにできているということです。

基礎代謝量とは、人間が生命活動を維持するために無意識で行っている活動に必要なエネルギー消費量のことを言います。この基礎代謝は、一日に消費する総エネルギーの7割以上を占めているため、基礎代謝の高い人ほど太りにくいのです。

しかしながら、この基礎代謝は、残念ながら加齢とともに減少してしまいます。女性の場合、ピークは15歳という研究結果もあります。

つまり、若い頃から健康的な生活習慣を心がけていたとしても、その習慣のまま30代、40代と年齢をかさねていくと、なぜか太ってしまう、ということが起こるのです。その原因がこの基礎代謝の低下にあるわけです。

では、加齢とともに下がっていく基礎代謝を下げないようにするためには、どうしたらよいでしょうか。こたえはひとつ、エネルギーを燃やす機会を増やせばいいのです。具体的には、筋トレをして筋肉をつけることが必要です。

というのは、基礎代謝の約20パーセントは筋肉が消費するからです。筋肉量の多い体は、筋肉量の少ない体よりもエネルギーの消費量が多いのです。同時に小まめに体を動かすことも大切です。

加齢とともに太りやすくなったときに、ついやってしまうのが、食べる量を減らしてしまうことでしょう。必要なエネルギー量の減少に合わせて食べる量を減らすことは、一見理屈には合っています。確かに、食べる量を減らせば、体重は減るかもしれません。

でも、この方法では基礎代謝量の減少を食い止めることはできません。少ないエネルギーしか必要としない体とは、裏を返せば太りやすい体です。加齢とともに、食べたいものを我慢しても我慢してもなかなか痩せない体質へと変化してしまうという危険性があります。

ですから、基礎代謝量の低下に対しては、食べる量の調節ではなく、運動量を増やすように心がけていただきたいのです。

股関節をいい状態に保つためには、運動量を減らさないことです。股関節に痛みが出たら、当然運動は制限され、動く量は減ってしまいます。つまり、痛みが出る前から、グッド歩行を行ったり、日常生活の中で股関節に余計な負荷をかけないようにしたりすることで、股関節のいい状態をキープし続けることが何よりも大切なのです。

アルコールは控えめに

もうひとつ、お酒を飲まれる方へお伝えしておきたいことがあります。それは、アルコールの多飲が原因で発症する股関節の病気があるということです。「大腿骨頭壊死症《だいたいこつとうえししょう》」という病気で、アルコールの摂取量が多い国に発症する患者さんが多いことがわかっています。男性に多く見られ、患者数は女性の4〜9倍。年齢的には30〜40代が中心です。

骨は、体のほかの組織と同じように血液循環が必要ですが、大腿骨は軟骨で覆われた大腿骨頭が股関節内に深く収まっているため血管が少なく、血流障害を起こしやすいのです。

血流障害を起こすと骨の壊死が引き起こされ、壊死した骨の部分が大きいと体重を支えられずに潰れてしまい痛みが出てきます。

骨は壊死していても潰れなければあまり症状が現れません。つまり、痛みが出たときには、すでに骨が潰れている状態であるというわけで、発症前に予防することは非常に難しいのです。

しかし、アルコールの多飲が原因のひとつであるということがわかっているのですから、お酒の飲みすぎに気を付けることでリスクを低くすることは可能です。

毎晩飲み歩くような生活スタイルは、股関節を守りたいのであれば、改めることをおすすめしたいと思います。

閉経後は骨粗鬆症に注意

骨がスカスカになり骨折しやすくなる骨粗鬆症は、閉経後の女性に多く見られる病気です。股関節の病気とはまったく別の病気であり、予防や治療のためには別のアプローチが必要です。しかし、股関節の痛みで私のクリニックを訪れる患者さんの中で、骨粗鬆症も患っている方は、少なからずいらっしゃいます。

骨粗鬆症の場合は、カルシウムやビタミンDを積極的に摂る食事療法と運動療法に加え、投薬治療が可能です。昨今は薬がかなりよくなっており、治療の効果も高くなっていますから、専門の医療機関で治療をすることをおすすめしています。

なぜ、股関節をテーマとしたこの本の中で骨粗鬆症を取り上げるかというと、股関節の病気と同じように、骨粗鬆症もまた「寝たきり」になるリスクが高い病気であるからです。

骨粗鬆症による骨折が多い部位は、太ももの付け根、背骨、手首。中でも太ももの付け根（大腿骨頸部／転子部）を骨折してしまうと、寝たきりにつながりやすいのです。また、大腿骨頸部／転子部骨折後の死亡率は手術後1年でおよそ10パーセントにもなります。

一方、股関節に違和感や痛みがあると、日常的な動作であってもバランスを崩して転倒しやすくなります。骨粗鬆症も併発している場合、転倒によって骨折してしまう危険性が高いわけで、新たなリスクが加わることになります。ですから、骨粗鬆症はきちんと治療することが大切なのです。

なお、骨粗鬆症になると人工股関節の手術ができなくなると考えている人が多いのですが、骨粗鬆症であっても手術はできます。骨がスカスカになった患者さんの手術はもちろん慎重を要しますが、手術で痛みを取り除くことは可能です。

股関節を鍛える睡眠

睡眠が股関節に影響

睡眠が、美容と健康にとって大切なものであることはみなさんよくご存じのことと思います。

私は、股関節をいい状態に保つうえでも、睡眠はとても重要であると考えています。なぜなら、私のところに股関節痛を訴えてくる患者さんたちの中には、痛みが原因となって、睡眠障害を引き起こしている人が少なくないからです。そして、睡眠障害に悩む方々は、元気がなく、年齢よりも老けて見える傾向にあります。

股関節に問題がなくても、睡眠不足だと肌の調子が悪かったり、化粧ののりが悪かったりするでしょう。逆に、たっぷり眠ってスッキリ目覚めた日は、肌の調子も化粧ののりもよく、いい気持ちで一日がスタートできます。

このように睡眠不足は、その人の活力や見た目の若々しさに直接影響を与えます。股関節の調子が悪いと痛みから睡眠不足に陥り、その結果、元気のない、老けた人になってしまうというわけです。

また、睡眠不足は自律神経の働きや、ホルモン分泌にも大きな影響を与えます。

睡眠不足が2日間続くと、食欲を高めるホルモンが多く分泌されるため、食欲が増進してしまうことが明らかになっています。

前の項で、股関節をいい状態に保つには、体重のコントロールが何よりも大切であることをお伝えしました。睡眠不足で食欲が増してしまい、必要以上に食べて太れば、股関節に負担をかけることになります。

また、睡眠不足で意欲がわかないと、これも前述した股関節を鍛えるウオーキングや筋トレなどの運動習慣もつきにくくなるでしょう。

このように、睡眠は、股関節の状態に大きく関わっているのです。健康的な眠りが、股関節のいい状態をつくる下地になっていると言えるでしょう。

必要な睡眠時間は人それぞれ

睡眠が大切という話をすると、「睡眠は何時間とればいいのですか?」と聞かれることが多いのですが、必要な睡眠時間は人によってかなり幅があるようです。また、睡眠時間はあまり気にする必要がない、という研究結果も出ています。

では、睡眠が足りているかどうかは何を目安に判断すればよいか。それは、「自分にとって何時間寝たときが調子がいいか」です。スッキリ目覚めることができ、調子よくその日を過ごすことができたら、それこそがあなたにとって必要な睡眠時間が確保できている証拠です。以後は、それを目安にすればいいのです。

また、必要な睡眠時間は年齢とともに変化します。20代では7時間必要だった人も、40代には6時間半で十分かもしれません。

ですから、「今」の自分にとっての必要な睡眠時間を大ざっぱに把握しておくことをおすすめしたいと思います。

質の高い睡眠が股関節を鍛える

前の章で、股関節を鍛えるためには、股関節周りにしっかりとした筋肉をつけることが必要であるということをお伝えしました。

私がここでとくに強調したいのは、この「筋肉をつける」ことに、睡眠が大きく関与しているという事実です。

筋肉の発達を促進する成長ホルモンの分泌量は、残念ながら加齢とともに減っていきます。でも、成長期をとっくに過ぎた大人の体にも——量は成長期に比べるべくもありませんが——毎日分泌されています。

ですから、筋肉をつけるためには、ただでさえ乏しくなっている成長ホルモンを、できる限りしっかりと分泌させることが欠かせません。

そこで睡眠が問題になります。というのは、成長ホルモンは、寝入ってから2時間くらいの深い眠り（ノンレム睡眠）の間に、まとめて分泌されるからです。つまり、自然にスッと眠りに入り、ぐっすりと深く眠ることが、成長ホルモンの分泌を促し、筋肉の発達を促すというわけです。逆に言えば、眠りが浅く何度も目覚めたり、なかなか寝つかれなかったりという状態だと、筋肉は発達しにくいのです。

ですから、大切なのは「睡眠時間」というよりも、「睡眠の質」。睡眠の質が悪いと、せっかくウオーキングや筋トレをしても、筋肉はなかなかつきません。股関節を鍛えたいなら、質の高い睡眠をたっぷりとることを心がけましょう。

朝日を浴びて体内時計を目覚めさせる

では、どうすれば眠りの質を上げられるのでしょうか。枕や布団などの寝心地にこだわったり、照明や空調などに気を配ったり……快眠できる環境を整えるための工夫をなさっている方も多いことでしょう。

ここでは、誰でも簡単にお金をかけずにできる快眠方法をご紹介したいと思います。

それは、「朝起きたらすぐに朝日を浴びること」。朝起きたら、すぐにカーテンを開けて朝日を浴びるようにしてください。

なぜ、こんなことをするのかというと、朝日を浴びることによって、私たちの体内時計がリセットされるからです。そして、体内時計のリセットから14〜16時間後に、眠りを促す「メラトニン」というホルモンが脳内に分泌され、眠くなるようにできているのが、私たちの体なのです。

メラトニンの分泌は主に光によって調整されており、夜、体を休ませる状態へ切り替えるスイッチのように働いています。ですから、朝起きて朝日を浴びることが、夜の自然な眠りにつながるというわけです。

睡眠負債

最近、「睡眠負債」という言葉を目にしたり耳にしたりすることはありませんか？眠気や疲労感などを自覚しない程度の睡眠不足が少しずつ体にたまって体・心・脳に負担をかけることを、睡眠負債と表現しています。

厚生労働省が毎年実施している「国民健康・栄養調査」によると、日本人の睡眠時間は年々減り続け、経済協力開発機構（ＯＥＣＤ）の２０１４年の調査によれば、日本人（15～64歳）の平均睡眠時間は7時間43分で、29か国中2番目に短い睡眠時間の国でした。ちなみに南アフリカが最も長く9時間22分で、日本とは1時間以上の差があります。

睡眠負債の有無を知るには、休日に自分でチェックできます。部屋を暗くして目覚まし時計をセットせずに、一度起きてもまた寝る、つまり二度寝するわけです。普段より3時間以上長く眠った場合は睡眠負債の可能性大です。

しかしながら、平日の睡眠不足を休日に寝だめして負債を返済することはできません し、昼寝で負債を解消することもできません。かえって体内時計が狂い心身の負担が増します。平日は早めに寝て睡眠時間を確保することですが、早めに寝ることが難しい場合は、次の項目に書いてあることを実践して睡眠の質を高めるよう心がけましょう。

眠りの質を上げるための十か条

眠りの質を上げることは、股関節を守り鍛えることにつながります。朝日を浴びること以外にも、ちょっとした心がけで眠りの質を高めることはできます。ここでは、10のポイントを紹介しましょう。

①朝起きたらすぐに日光を浴びる

眠りを誘うホルモン「メラトニン」は、朝日光を浴びてから14〜16時間後に分泌されます。そのため、朝起きたらすぐにカーテンを開けて日光を浴びることが、夜の自然な眠りにつながるのです。

②毎日決まった時間に起きる

体内時計が大きく乱れないよう、休日や予定のない日でもなるべくいつもと同じ時間に起きるようにしましょう。いわゆる「寝だめ」は効きません。

③日中は適度に体を動かす

体が適度に疲れていると、夜自然に眠りにつくことができます。ウオーキングや筋トレのほか、窓拭きや雑巾がけなど、体を動かす家事をすることもおすすめです。夜よく眠るために、昼寝は10分程度にとどめておくことをおすすめします。

④お茶やコーヒーなどは寝る4時間前から飲まない

寝る前にカフェインを摂取すると眠りにくくなります。また、カフェインには利尿作用があるため、トイレが近くなり熟睡を妨げてしまいます。

⑤食事は寝る2時間前までに

寝る前に食事をすると、消化のために胃腸が活発に動くことにより、眠りが浅くなってしまいます。

⑥タバコは控える

ニコチンは寝付きを悪くします。どうしても吸いたい人は、寝る1時間前までに。

⑦お風呂はぬるめにゆっくり

寝る前にお風呂に入ると、体の疲れがとれるので寝付きがよくなります。ただし、熱いお湯は神経を高ぶらせ、目が冴えてしまうので注意。寝る1～2時間前に、ぬるめのお湯にゆっくり浸《つ》かりましょう。

⑧寝る前はテレビやスマートフォンを避ける

夜、いつまでも光を浴びているとメラトニンが分泌されないため、自然な眠りが訪れにくくなります。寝る前に部屋の照明を意識的に抑えると、自然に眠気に誘われ寝付きがよくなります。

⑨寝酒は飲みすぎないように

毎晩寝る前にお酒を飲む方も少なくないと思いますが、アルコールは眠りを浅くします。ですから、寝る前の飲酒はできるだけ控えること。どうしても飲みたいときは、量を控えるようにしましょう。

⑩自分に合った寝具を選ぶ

布団や枕、パジャマなど、自分に合った寝具を選ぶとぐっすり眠ることができます。季節に応じて、自分が最も心地よいと感じるものを選びましょう。

股関節を鍛える食生活

バランスのよい食生活が健脚寿命を延ばす

股関節を守り鍛えて、自分の足でスタスタ歩ける〝健脚寿命〟を少しでも延ばしたいのなら、食生活に気を配ることも欠かせません。

とくに股関節に直接関わる栄養素は、筋肉を強くするタンパク質、骨を強くするカルシウム、カルシウムの吸収を助けるビタミンDや、カルシウムの骨への吸着を助けるビタミンK。しかし、これらを十分に摂ったからといってそれだけで、健脚寿命が延ばせるわけではありません。

これまで述べてきたように、股関節の健康のためには、体重の管理が何よりも大切です。日常のちょっとした動作でも、股関節には体重の何倍もの負荷がかかるのですから、食生活に気を配って適正体重を維持し、股関節にかかる負担を減らすことが何よりも大切であることはご理解いただけると思います。

高カロリーのものを控える、野菜を多めに摂る、食物繊維の豊富なものを食べる、糖質を減らす……、中高年ともなれば、どのくらい厳密に行うかはともかく、何かしら食事には気を使っている人が多いのではないでしょうか。

痩せることだけが目的なら、食事の量を減らして摂取カロリーを抑えればいいのですが、無闇に減らせば、必要な栄養素まで欠かすことになってしまいます。やはり、食事の量だけでなく栄養バランスのとれた食生活が基本です。「これを食べればＯＫ」という特効薬のような食品は存在しないのです。

摂るべき栄養素は、炭水化物、脂質、タンパク質、ビタミン、ミネラルの５つです。これを五大栄養素と言います。この五大栄養素をバランスよく、かつ、一日に必要なエネルギーを過不足なく摂るのが健康的な食生活の基本となります。

そして、この基本を押さえたうえで、タンパク質やカルシウム、ビタミンDとKを意識して積極的に摂ることが大切なのです。

筋肉を強くするタンパク質

股関節を健康に保ち、自分の足でいつまでもスタスタ歩ける人生をおくりたいなら、日頃から運動と食事に気を付けて筋肉をつけることが欠かせません。

そのためには、適度な運動、そして、食事の面ではタンパク質をしっかり摂ることが大切です。

さらに言うと、タンパク質をしっかり摂ることは、股関節のためだけでなく、昨今注目のロコモティブシンドロームを防ぐという面からも重要なのです。

ロコモティブシンドロームとは、骨や関節、筋肉などの運動器の衰えにより日常生活に支障をきたしており、このまま進行すれば要介護や寝たきりになるリスクが高くなる状態のことです。

ロコモティブシンドロームを防ぐことは、健康寿命を延ばすことにつながる、という認識から、中高年以上の世代はとくに、積極的にタンパク質の摂取を心がけるべきだと言われています。

ところが、日本では高齢になるとタンパク質の摂取量が減っているのが現状です。年をかさねるにつれて、必要とされるエネルギーは減少して、自然に食が細くなりますが、タンパク質の必要量は、若い人と高齢者とを比べてもそれほど差がありません。

ということは、年齢をかさねるほど、食事の中に占めるタンパク質の割合を大きくしなくてはならないということです。

なお、タンパク質と一緒に摂っていただきたいのが、タンパク質の吸収を高めるビタミンB_6。ビタミンB_6は、タンパク質を分解して、筋肉の合成を促進する働きがあります。牛レバー、鶏ささみ、マグロ、にんにくなどをぜひとも毎日の食事に取り入れてください。

骨を強くするカルシウム

股関節の骨折のひとつに大腿骨頸部/転子部骨折という骨折があります。太ももの付

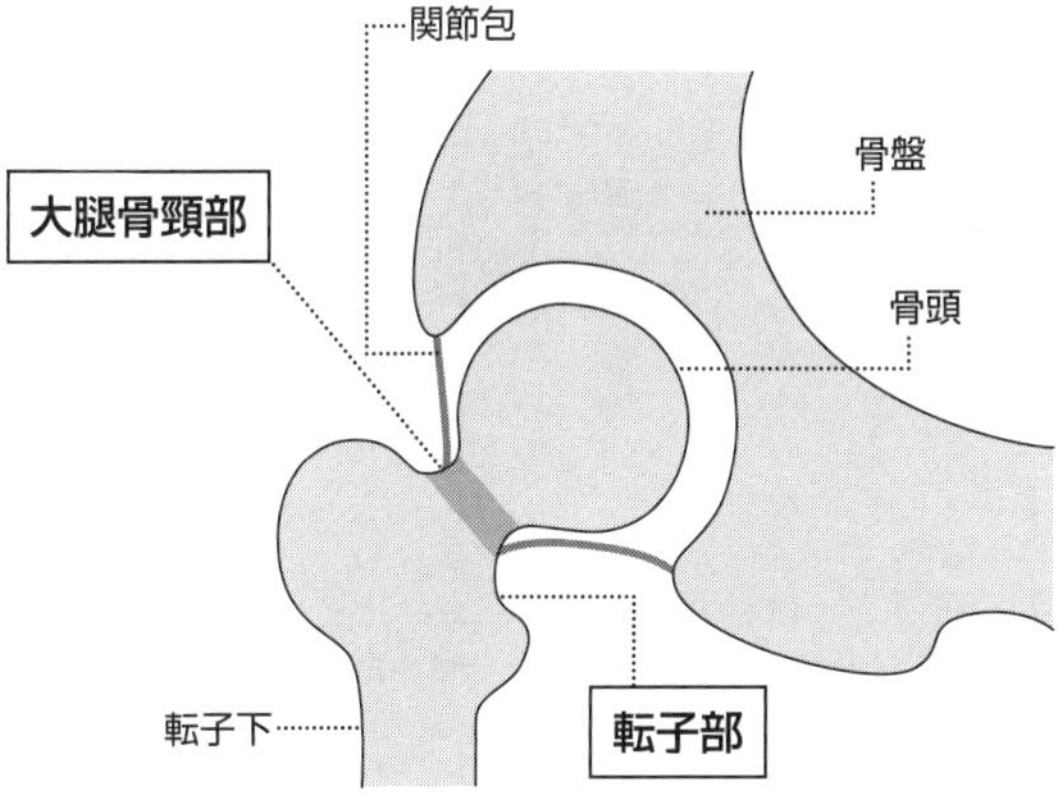

け根の骨折で、発生件数は年間15万件以上、その原因の多くは高齢者の転倒です。

年をとって骨密度が下がり、骨がスカスカになっているために、ちょっと転んだだけでも大腿骨頸部／転子部骨折を起こしてしまうのです。

この骨折の予後は決してよいとは言えません。適切な手術治療やリハビリテーションを行ったとしても、歩行能力を回復できるのは10～75パーセント程度です。とくに認知症がある人、80歳以上の人は歩行できなくなる率が高く、結果的には、健脚寿命を短くしてしまうことになります。

そこで、積極的に摂りたいのが、ミネラル

のひとつであるカルシウムです。カルシウムは、骨や歯の材料であり、骨を強くするという働きがあります。

これが不足すると、とくに閉経後の女性は骨量が減少しやすくなり、骨粗鬆症や骨折のリスクが高まってしまうのです。

その理由は、カルシウムが骨に欠かせない栄養素であるばかりでなく、あらゆる細胞の機能や神経の伝達に欠かせない物質であるため、常に血液中に一定濃度が保たれている必要があるからです。もしも食事からのカルシウム摂取が不足するとどうなるでしょうか。私たちの体は、骨を溶かして不足したカルシウムを補おうとしてしまうのです。これが、カルシウムが足りないと骨や歯がもろくなるからくりです。

このようにカルシウムは、年齢をかさねるほど、積極的に摂らなくてはならない栄養素です。にもかかわらず、日本人の多くはカルシウムが不足しているのが現状です（厚生労働省「国民健康・栄養調査」）。

カルシウムを効率よく手軽に摂る方法は、牛乳、チーズ、ヨーグルトなどの乳製品を毎日摂ることです。

とくに牛乳は、カルシウムだけでなくさまざまな栄養素がバランスよく含まれたすばらしい食材です。骨粗鬆症や骨折の予防にも最適です。筋肉を強くするためのタンパク質も豊富に含んでいるので、股関節を鍛えたい人は、毎日摂ることをおすすめします。

カルシウムと一緒にビタミンDとビタミンK_2を摂る

一方で、カルシウムさえ補給しておけば安心というわけではありません。健康な骨をつくるためには、カルシウムだけでなく、ビタミンDとビタミンKをバランスよく摂ることも必要です。

ビタミンDは、腸管からのカルシウムの吸収を助け、血液中のカルシウム濃度を高めて骨の形成を促進する働きがあります。ビタミンDを多く含む、鮭、イワシの丸干しなどを積極的に摂るようにしましょう。

一方、ビタミンKは、血液の凝固に関わり、カルシウムを骨に沈着させて骨の形成を促す働きがあります。ですから、不足すると出血を起こしやすくなったり、骨粗鬆症の原因にもなってしまうのです。

ビタミンKにはいくつかの種類がありますが、栄養学的に重要なのはビタミンK_2。ビタミンK_2は納豆にとくに多く含まれています。実際に、納豆を多く食べる東日本では、納豆をあまり食べない西日本に比べ、大腿骨頸部／転子部骨折が少ないことが知られています。

毎日の食事の中で意識的に摂るように心がけましょう。

関節が痛むときには抗炎症作用のある食品を摂る

私のクリニックにやってくる患者さんの多くは、股関節の痛みを抱えています。治すには手術しかないケースも多いのですが、実は手術が必要になる前に、普段の生活の中で進行を予防することが何よりも大切なのです。

日常生活で心がけるべきは、前述したように運動を習慣にすること、それから、健康的な食生活。体重が増えすぎないようにコントロールし、股関節周りの筋肉を鍛え、股関節に負担をかけないように心がけて生活すれば、大きな予防効果が期待できます。

では、すでに股関節に痛みが出てきてしまった場合、食事はどうしたらよいのでしょうか。

もちろん、痛みの程度に応じて専門の医療機関を受診することが前提ですが、食べ物で痛みをやわらげることもできます。

痛みが出ているということは、関節に炎症を起こしている可能性があります。炎症が生じたとき、私たちの体は、プロスタグランジンやロイコトリエンといった炎症を激化させる成分を同時に産出するようにできています。

これらの産出を防ぐ働きを抗炎症作用と言いますが、ショウガやにんにく、ネギ、ニラなどの野菜、ターメリックやコショウ、唐辛子などのスパイス、クルミ、アーモンドなどのナッツ類などに抗炎症作用があることがわかっています。

これらは、一度にたくさん食べられるものではありませんし、たくさん食べたからといって劇的に効果が現れるものでもありません。

あくまでも、食生活で大切にすべきは栄養バランス。バランスのよい食事の中の一要素として、毎日少しずつ食事の中に組み込んで、長期的な効果を期待するようにしましょう。

「関節に効くサプリメント」に効果はあるのか

関節痛に悩む人なら、コンドロイチンとグルコサミンという成分については、よくご存じでしょう。

この2つの成分には、すり減った関節軟骨を再生する働きがあると言われており、サプリメントや健康食品の形で販売されています。股関節やひざの関節に痛みを感じる方の中には、摂取している方も少なくないことでしょう。

しかし、この2つの成分が本当に関節の痛みを緩和するのかどうか、科学的に明らかな証拠はまだありません。

股関節の状態がよくない最大の原因は、軟骨がすり減ってしまったことによるものです。そもそも私たちが関節をスムーズに動かすことができるのは、骨同士がすり合って摩耗しないようにクッションの役割を果たす軟骨や関節液といった存在があるからです。

ところが残念なことに、この軟骨は使いすぎや加齢によりすり減ってしまいます。クッションである軟骨がすり減ったことで炎症を起こしやすくなり、それが痛みとなって現れるというわけです。

グルコサミンもコンドロイチンもクッションの役割を果たす軟骨を構成する成分です。しかし、これらを摂取することによって、すり減った軟骨を再生させたり、痛みをやわらげたりするかというと、十分な検証は行われていないのが現状です。

確かに関節の痛みについて、「効果があった」とする調査や研究はあるのですが、逆に「効果はない」とする調査や研究も存在しています。

ですから、痛みの緩和に効果のある可能性はあるし、大きな副作用もないことから、「飲むべきでない」とまでは言えません。

しかし、グルコサミンやコンドロイチンは、飲んでいれば関節の状態を良好に保てるという万能薬ではありません。サプリメントだけに頼って、運動療法や手術などの医学的、科学的に有効性が証明されている治療を受けないことだけは、避けていただきたいと思います。

第3章 股関節の痛み

股関節の不調シグナルを見落とさない

抜けないだるさが不調シグナル

さて、ここまでは、股関節トラブルを予防するために、いかに股関節を守るか、強く鍛えるかについてお伝えしてきました。

この本を手にとってくださった方の中には、どうも股関節の調子がよくない、あるいは痛みを抱えて悩んでいるという方も少なくないことでしょう。

そこで、この第3章では、なぜ股関節が痛むのか、治療にはどう向き合ったらいいかを説明していきたいと思います。

私のクリニックには、股関節の激しい痛みに苦しむ患者さんがたくさん訪れます。しかし、そんな患者さんたちが、いきなり激痛に襲われたのかというとそうではありません。

股関節の痛みは、最初は歩き始めや長時間歩いた後の股関節のちょっとした違和感に始まり、数年という長い時間をかけて次第に悪化し、やがて日常のちょっとした動作にも痛みを感じるようになり、最後には安静にしているときでさえ痛むようになるという経過をたどります。

では、その「ちょっとした違和感」とは、具体的にどんな感じがするものでしょうか。人によって感じ方はさまざまではありますが、私のクリニックの患者さんたちにリサーチしたところによると、多くの患者さんは、この最初の違和感を「股関節のだるさ」として感じているようです。

場所は太ももの付け根あたり。痛いわけではないけれども、なんだか普段とは違う重いような感覚。人によってはそれを「股関節に何かものが挟まったような感じ」「動きが重い感じ」「関節の可動域が狭まる感じ」「疲れが残っているような感じ」などと表現します。

いずれにしても、太ももの付け根あたりに左右で異なる違和感があった、ということでしょう。

ポイントは、「左右異なる」こと。なぜなら、股関節痛は通常左右のどちらかの股関節で先行して発症するからです。２つある股関節の両方で同時に発症し始めるということは、非常に稀です。

ですから、最初の段階では右と左では異なる感じがするはずです。この点を覚えておけば、きっと股関節の異常に早期に気づけることと思います。

ところが、この初期の違和感は、ほとんどの場合、しばらく股関節を動かす動作を避けているうちに、いつのまにか消えてしまいます。

そのため、「気のせいだったのかな」と見過ごしてしまうことが多く、この初期の違和感の時点で受診される方は多くありません。

しかし、これがつらい関節痛につながる最初の自覚症状なのです。これを読んで「あのときの違和感は……」と心当たりがある方は、ぜひとも一度整形外科を受診することをおすすめします。

妊娠中の違和感は超早期のシグナル

こうした股関節の違和感についてとくに女性の方に注意してもらいたい時期がありま

す。それは、股関節にかかる負荷が大きくなる妊娠中です。

妊娠中の女性は、10キロ前後体重が増えるのが一般的ですが、その重さはそのまま股関節への負荷となります。

このため、股関節痛を潜在的に発症しやすい要因を抱えている女性の場合、妊娠中に違和感を覚えるケースが少なくないのです。とくに、体重が増えすぎてしまった方や高齢出産の方に、股関節の違和感が出やすいようです。

出産後、体重がほぼ元の状態に戻っても、生まれた赤ちゃんを抱っこしたりおんぶしたりするたびに股関節に負荷がかかるため、違和感が出産後も続くこともあります。

このような妊娠中や出産後の股関節の違和感は、実際に股関節に痛みが出てくる何十年も前に感じられる超早期のシグナルであると言えるでしょう。

出産後のお母さんは忙しく、自分のために病院へ行く時間をとりにくいだろうとは思いますが、妊娠中のこうした違和感を決してそのままにせず、できるだけ早期に整形外科を受診してほしいと思います。

思い当たる方は、出産から時間がたっていてもかまいません、一度受診してみることをおすすめします。

股関節は傷めやすい

日本人女性は要注意

股関節の痛みで私のクリニックを訪れる患者さんの大半は「変形性股関節症」です。股関節の痛みの原因のほとんどは、「変形性股関節症」と言っても過言ではないほど、患者さんの多い代表的な股関節の病気なのです。

この病気の症状や治療法について詳しくは後述しますが、ここでは日本人女性がとくに、この病気に注意しなくてはならない理由をお伝えしようと思います。

変形性股関節症は、そのおもな要因によって2つに分けられます。

ひとつは、加齢や肥満などが要因と見られるものの、要因をはっきりと特定できない一次性の変形性股関節症。これは外国の患者さんに多いです。もうひとつは、何らかの病気やケガなどが要因となって引き起こされる二次性のものです。

日本では、この二次性の変形性股関節症の患者さんが大半を占め、潜在患者数は400〜500万人いると推定されています。その多くは女性の患者さんで、発症の要因は「臼蓋形成不全」や「発育性股関節形成不全」によるものであることがほとんどで、遺伝的要因が関与していることが明らかにされています。

臼蓋とは、股関節にかかる負荷を受け止める骨盤のくぼみのことです。臼蓋形成不全の人は、このくぼみが浅いため、股関節の中でも狭い部位に負荷が集中してしまうため、軟骨がすり減りやすい状態になっています。

医学的にも、臼蓋形成不全は、変形性股関節症の前段階とされており、長年の股関節への負荷の蓄積によって、変形性股関節症が発症しやすくなると考えられています。

日本人女性には、臼蓋形成不全になっている人が多いため、若い頃は痛みや違和感がなくても、40〜50代になると変形性股関節症を発症するリスクが高くなってしまうのです。

出産・子育てという負荷

遺伝的な要因以外にも、女性には変形性股関節症に気を付けてほしい理由があります。なぜなら、女性には妊娠・出産という、体重の増加を避けられない時期があるからです。妊娠中に、医師の指示する範囲を超えて体重が増えてしまえば、どうしてもその分、股関節に過度の負荷をかけることになってしまいます。

とくに高齢出産の場合は、すでに年齢的に大腿骨頭と臼蓋の間の軟骨が変形し始めている頃なので、妊娠中の体重増加により、さらに股関節の軟骨を傷めてしまうリスクが高まります。

前述しましたが、子どもを抱きかかえることの多い子育て期も、股関節にとっては苛《か》酷《こく》な時期です。

こうして蓄積された股関節への負荷が、「痛み」として現れるまでには時間がかかりますが、症状としては着々と進行しています。

このように、日本人女性は、もともと遺伝的要因によって臼蓋形成不全の人が多いうえに、妊娠・出産・育児でも股関節に負荷がかかるため、変形性股関節症を発症するリスクが男性よりもずっと高くなってしまうのです。

乳児期の脱臼が原因になることも

もうひとつ、変形性股関節症を引き起こす要因に、乳児期の発育性股関節形成不全があります。

これは赤ちゃんの股関節がはずれてしまう病気で、本来「がに股」である赤ちゃんの下肢を、伸ばした状態でオムツをするなどの間違った育児方法によって脱臼してしまうことが多いと言われています。

以前は、先天性股関節（亜）脱臼と呼ばれていましたが、脱臼は生まれた後に発症するのだという議論から、最近は発育性股関節形成不全と呼ばれるようになりました。

以前は出生数の2パーセント前後の発生率がありましたが、近年は産婦人科などでも指導が広まったため、10分の1程度にまで減少しています。

また、最初から股関節を脱臼、亜脱臼した状態で生まれてくる赤ちゃんもいるので、もともと股関節を脱臼しやすい遺伝的な要素を持つ赤ちゃんが一定数存在するのかもしれません。

乳児期にこの発育性股関節形成不全を経験すると、たとえそのとききちんと治療をしていても、大人になってから変形性股関節症を発症するリスクが高くなってしまうのです。

乳児期のことですから、自分ではわからないかもしれませんが、自分の抱えるリスクを知るためにも、可能であればご両親に一度聞いてみることをおすすめします。

このように遺伝的な要因に加え、股関節に負荷を蓄積しやすい体型や、負荷のかかりやすい職業があり、さらには激しいスポーツも変形性股関節症の発症リスクを高めるとされています。これまでの自分のライフスタイルを振り返りながら、股関節を傷めるリスクを自分がどれだけ抱えているのかを把握しておくとよいでしょう。

リスクが高いと感じている人で股関節に違和感などの症状がある場合は、一度整形外科を受診することをおすすめします。

変形性股関節症

痛みを我慢していても改善しない進行性の病気

股関節に痛みを引き起こす要因はさまざまですが、激しい股関節痛を抱えているような場合、そのほとんどが「変形性股関節症」という病気が直接の原因です。

たとえば私のクリニックの患者さんについて言うと、この病気の人が全体の９割以上に及びます。

変形性股関節症は、加齢や日常生活における負荷などによって、次第に股関節の軟骨がすり減っていき、最後には骨そのものが変形する進行性の病気です。

最初のうちは、立ち上がりや歩き始め、運動をしたときなどに太ももの付け根に痛みを感じる程度ですが、病気が進行すると、関節軟骨が完全になくなってしまい、骨同士が接触して変形したり、部分的に骨が空洞になって体液がたまる「骨嚢胞《こつのうほう》」という症状が生じたりします。

こうなると慢性的な激しい痛みを生じるとともに、歩行や日常生活にも大きな支障をきたすことになります。

進行性の病気なので、たとえ痛みを我慢した生活を続けていても、症状が劇的に改善することは期待できません。しかし、早い段階から適切な処置を行うことで、進行を遅らせることは可能です。

ですから、痛みを感じたら、なるべく早い段階で股関節の専門医、あるいは整形外科医の診察を受けることを強くおすすめします。

では、この病気の進行のしかたをもう少し詳しく説明しましょう。

【初期】違和感　長時間歩いた後などに少し痛む

何らかの原因で関節の軟骨の表面が部分的に削られます。

すると、損傷部位を修復するために白血球などが集まって炎症が起こり、ブラジキニンやプロスタグランジンといった痛みや炎症を引き起こす生理活性物質がつくられます。

これが関節包や滑膜、靭帯、軟骨下骨などにある痛みを感じる神経を刺激し、痛みを引き起こします（関節軟骨自体には、痛みを感じる神経はありません）。

この段階が変形性股関節症の初期です。部分的に傷つき削られているとはいっても、まだ関節軟骨は健在で、寛骨臼《かんこつきゅう》にも大腿骨頭にも大きな変形はありません。

炎症が治まれば痛みも治まるため、残念ながらこの段階で受診する患者さんはあまり多くありません。

しかし、すでにこの段階でも、削られた軟骨の下部の骨は少しずつ硬くなっています。寛骨臼と大腿骨頭とのすき間は、部分的に狭くなり始めています。

【進行期】慢性的な強い痛み　立ったり歩いたりの動作が困難

関節軟骨がさらに削られ部分的になくなってしまい、骨と骨が直に接触する箇所が出てきます。骨同士が接触し合うため、骨に大きなダメージが生じ、寛骨臼の一番端の最も大きな負荷を受ける部分に「骨棘《こつきょく》」という小さな突起ができ始めていることもあります。骨の内部では「骨嚢胞」ができ始めて空洞化が進みます。

また、軟骨のすり減りによって引き起こされる滑膜や靭帯の炎症のほか、骨の表面に

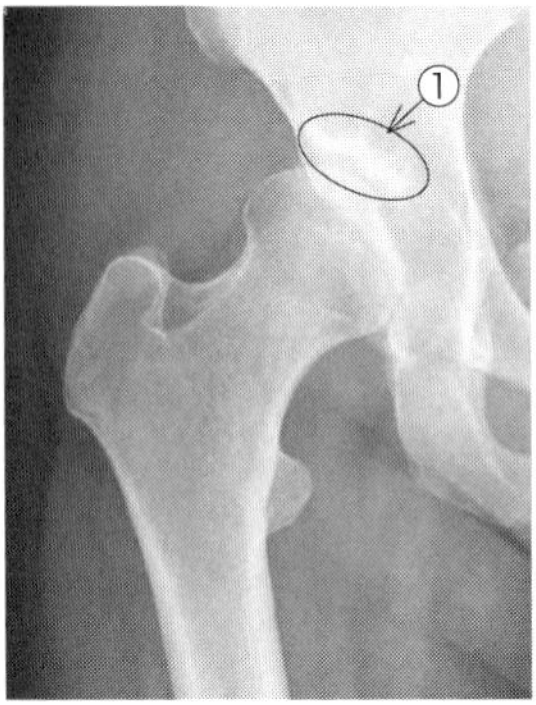

変形性股関節症
初期のレントゲン写真

①軟骨下部の骨の硬化がすでに
始まっている。
②大きな変化はまだ見られない。

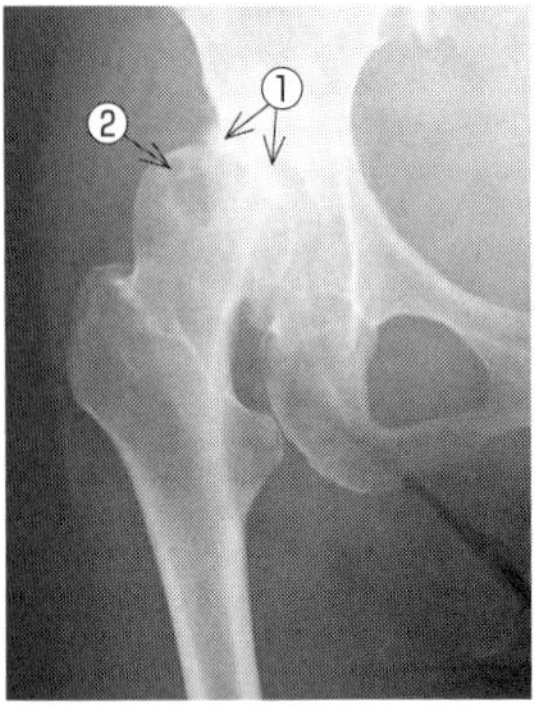

変形性股関節症
進行期のレントゲン写真

①すき間がなくなり、骨同士が
直に接触し、一部変形している。
②骨嚢胞ができている。
③全体的な構造がいびつに。

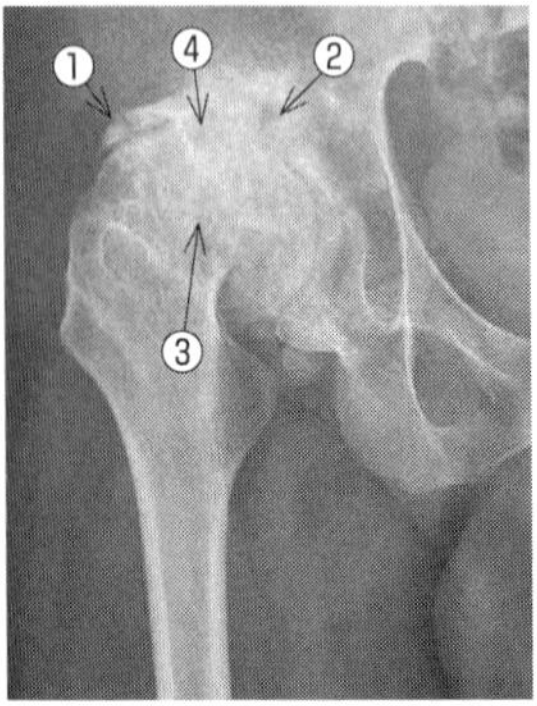

変形性股関節症
末期のレントゲン写真

①骨棘
②骨嚢胞
③骨が変形し硬化している。
④軟骨はすり減りほぼ消失している。

ある「骨膜」という痛みを感じる組織も刺激されるので、ほとんどのケースで、強い痛みを慢性的に感じるようになります。

立ったり歩いたりすることに困難を感じ始めるのもこの頃で、病院に駆け込んでくる患者さんが増えます。

レントゲン写真を撮ると、寛骨臼と大腿骨頭のすき間が非常に狭くなっているのが判別できます。

【末期】激しい痛み　関節が硬くなる

関節軟骨はほとんどなくなってしまい、骨と骨が直接ぶつかり合うようになります。関節軟骨には痛みを感じる神経はありませんが、その下にある骨には神経があるので、激しい痛みを感じるようになります。

さらに、骨同士の接触面にはクッションの役目を果たす組織が何もないため、双方がどんどん傷ついて削れ、変形していきます。骨棘が数多く形成され、骨の内部が空洞化する骨嚢胞も多数でき、嚢胞のサイズが大きくなります。

この段階でレントゲン写真を撮ると、関節のすき間が消失して見えなくなっており、そのために外見的にも、左右の足の長さが明らかに異なっているのがわかるようになります。

患者さんは激しい痛みを感じますが、あまりに長期間治療せずに痛みを我慢し続けていると、押しつけられた骨と骨とが癒着して固定化され、関節の動きが制限されるようになるため、逆に痛みを感じなくなることもあります。

ただしこの場合、股関節があまり動かないわけですから、もはや股関節は正常な働きをしていません。

変形性股関節症の自覚症状

股関節痛の原因の最たるものである変形性股関節症。とくに日本人女性は遺伝的な問題もあり、発症しやすい傾向があると考えられています。

そこで、ここでは、変形性股関節症の自覚症状について紹介しておきましょう。

前述した通り、この病気は初期段階では自覚症状がほとんどなく、多くの人が自覚症状を感じるのは進行期に入ってからです。

そして、痛みを我慢してたとえ一時的によくなったように思えても、自然に治ることはありません。

日本人の女性は変形性股関節症を発症しやすいということを念頭に置き、ちょっとした違和感でも真剣に受け止めていただきたいと思います。

変形性股関節症の自覚症状

①痛みはないが股関節の状態が左右で異なる感じがする
②股関節がだるい感じがする
③運動後や長い距離を歩いた後、ちょっとした痛みがある
④妊娠中に、股関節に違和感や痛みを覚えたことがある
⑤股関節が痛くなったとき、横になって休んでも痛みが消えない
⑥夜中に寝返りを打ったときに、痛みで起きてしまうことがある
⑦乳幼児のときに脱臼したことがある

⑧血縁者（母か祖母）に股関節が悪い人がいる

この8つのうち、ひとつでも当てはまる場合は、一度整形外科医の診察を受けるか、股関節専門の医療機関を受診しましょう。

現在①〜⑥のような症状がなくても、⑦か⑧に該当するだけでリスク要因があるわけですから、念のため受診することをおすすめします。

繰り返しになりますが、この病気は初期の段階ではほとんど痛みを感じません。痛みをはっきり自覚できたときには、すでに進行していることが多いのです。

急性の股関節痛vs慢性の股関節痛

痛みとは？

国際疼痛学会の定義によると「痛みとは組織の実質的あるいは潜在的な障害に結びつくか、このような障害を表す言葉で述べられる不快な感覚・情動体験である」とされています。

痛みの感覚受容器を侵害受容器と言います。侵害受容器は骨膜、関節包、滑膜、筋、靭帯などに存在しますが、関節軟骨には存在しません。関節の損傷、炎症などが発生すると組織や細胞から発痛物質であるブラジキニン、プロスタグランジン、ＡＴＰ、セロトニンなどが分泌され、これらが侵害受容器を興奮させ、その信号が神経、脊髄を伝わって大脳に達し痛みが発生します（ほかに神経痛など神経障害による痛みがありますが、股関節の痛みとは違った痛みですので本書では省略します）。

痛みは急性痛、慢性痛に分けられます。急性痛は外傷や炎症など原因が明らかで、組織損傷やそれに伴う炎症が原因になって出現する痛みです。慢性痛は「治癒するのに必要な期間を超えているのにもかかわらず持続する痛み」と国際疼痛学会では定義され、３か月以上痛みが続くものです。慢性痛については項を改めて詳しくお話しします。

筋肉や血管の損傷による痛み

股関節の痛みにも急性のものと慢性のものがあります。変形性股関節症のような病気は慢性的な痛みを伴います。一方、急性のケガなどもあります。

たとえば専門的には「挫傷《ざしょう》」と呼ばれる打ち身。

これは、外部から強い衝撃を受けたとき、皮膚表面には出血がないものの、組織内部で筋肉や血管などの柔らかい組織に損傷が生じています。内出血があれば青黒いあざができ、程度や状態によっては赤く腫れて炎症を起こしたり、痛みやほてりを伴ったりします。

この打ち身が、股関節を取り囲む筋肉や組織で起これば当然、股関節痛をもたらします。

また、慣れない運動をすると、股関節周辺の筋肉に「筋肉痛」が起きることもあります。

さらに激しく筋肉を酷使すると、股関節周りの筋肉の筋線維が大きく傷つく「肉離れ」を起こします。股関節周りの筋肉で肉離れが起こることは稀ですが、起こせば当然、強い股関節痛を生じることになります。

可動域を超えた無理な動きが捻挫や脱臼を起こす

関節が可動域を超えた無理な動きをすると、「捻挫」や「脱臼」を起こします。「捻挫」は、関節が本来可能な範囲を超えて動かされることにより、関節内の軟骨が傷ついたり、関節を包む関節包や靭帯が大きなダメージを受けた状態です。炎症が起こり、ほてり、内出血などを伴った強い痛みが生じます。

このとき、関節の動きが本来の可動域をあまりにはずれると、骨がずれてしまい、自然には元の状態に戻らなくなることもあります。これが「脱臼」です。

骨のずれ幅の大きさにより、完全に骨同士がずれてしまった場合を「脱臼」、部分的にずれていない箇所が残されている場合を「亜脱臼」あるいは「不完全脱臼」と呼びます。

脱臼にせよ、亜脱臼にせよ、関節内の軟骨は大きなダメージを受け、関節包や靭帯も傷つき、場合によっては小規模な骨折を起こすこともあります。

当然、脱臼した関節は炎症を起こし、腫れて激しく痛みます。治療して骨のずれを治した後も、しばらく痛みが続き、リハビリテーションも必要になる大きなケガです。

ただ、これらはいずれも急性の股関節痛であり、原因となっている症状を適切に治療すれば痛みは治まります。

肉離れや捻挫、脱臼、亜脱臼はいずれも大きなケガであるため、治療に数か月から半年程度かかることもあります。場合によっては後遺症が残る場合もあります。

痛みが痛みを呼び寄せる「慢性痛サイクル」

捻挫や脱臼などの急性の痛みとは異なり、変形性股関節症による痛みは長く持続します。股関節にこうした慢性痛がある場合、できるだけじっとして股関節やその周辺の筋肉を動かさないようにしがちです。

しかし、ずっとそうした状態で我慢していると、股関節は次第に硬くなり、可動域が狭くなっていきます。また、股関節周りも少しずつ筋肉量が減って細くなっていき、筋力が衰えていきます。

股関節周りの筋肉は股関節を安定化させる役割も果たしています。ですから、筋肉量が減れば、立ったり歩いたりするときに股関節は不安定になり、痛みが出やすくなります。

また、股関節に限らず、いったん関節が硬くなると、再びその関節の可動域を広げ動きをスムーズにするのには、痛みを伴います。

結局、すでに痛みがあった股関節がさらに痛むようになり、その痛みを避けるためにさらに動かさないようになる。そのため、関節が硬くなり、さらに筋力が落ちる……こういった悪循環に陥ってしまうことはめずらしくありません。

この悪循環を「慢性痛サイクル」と言います。このサイクルに陥ってしまうと、痛みはどんどん強まっていきます。また精神面では、痛みに対する不安、恐怖が起き、周りの人に痛みを理解してもらえないという不満を感じます。治療を続けても痛みが改善されない場合は、医療不信に陥り、病院や医師を次々に替える行動も現れます。慢性痛を訴える患者さんの半分に抑うつ状態が見られます。

慢性痛サイクルを止めるには

すでに慢性痛サイクルに入ってしまっている場合、それを止めるための治療に早急に取り組む必要があります。具体的には、股関節周りの筋肉量を回復させ、関節の可動域を広げるための運動療法を行うことになります。

前章で紹介した、股関節を守り鍛えるための筋肉トレーニングやストレッチは、いずれも私がクリニックで運動療法として痛みの緩和や予防進行のために採用し、効果を上げているものばかりです。

これらはもちろん、慢性痛サイクルから抜け出るためにも効果的です。しかし、痛みが激しく関節を動かすこともできない状態に陥っているときは、最初に手術などの外科的治療を行ったうえで、鎮痛剤による投薬治療と組み合わせて運動療法を行うケースもあります。

本来は、病気が進行しないうちに早めに治療をスタートし、同時にそれ以上の進行を予防することが重要になります。

腰痛・ひざ痛・股関節痛

股関節トラブルが腰痛やひざ痛を引き起こす

股関節は起立したり歩いたりするときの「かなめ」であり、全身のバランスをとるときの「支点」として働いているということは、前述しました。

股関節のこの働きのため、股関節にトラブルを抱えると、ひざや腰などほかの関節にも連動して痛みや障害を引き起こすことがあります。

たとえば、変形性股関節症になってしまい、股関節の関節軟骨が削れてきたとします。すると、私たちは無意識のうちに、あるいは意識的に、体を動かすときにトラブルのある側の股関節を守ろうとしてしまうため、全身のバランスが崩れやすくなります。

その結果、ひざや足首、腰などに通常以上の負荷がかかり、それぞれの関節で筋肉が不自然に緊張したり、関節の軟骨がすり減ったりして、強い痛みが出てしまうことがあるのです。

変形性股関節症になると、変形性ひざ関節症の発症リスクが高くなります。また腰にしても、筋肉の緊張などから痛みが連動しやすく、股関節のトラブルが腰痛を引き起こすケースは決してめずらしくありません。

逆に、先に腰やひざ、足首などの関節でまずトラブルが発生し、そこからくる痛みを少なくするために股関節に負担がかかり、結果的には股関節を悪くしてしまうこともあり得ます。

さらに困ったことに、私たちの体には痛みを伝える太い神経が、首から腰、股関節、ひざを通って爪先まで1本でつながっているため、その途中にある股関節で発生している痛みを、脳が腰やひざの痛みとして誤って認識してしまうこともあるのです。

痛みのもとを見きわめる必要

実際、股関節、腰、ひざの痛みを訴えて、私のクリニックにやってきた患者さんに、股関節の治療をしたところ、腰やひざの痛みも一緒に軽減したというケースもあります。

この場合、本来、痛みの「大もと」が股関節であり、ひざ痛や腰痛が股関節痛に連動して発症したものであったため、股関節治療がほかの痛みにも効きました。

しかし、連動する関節トラブルの場合、痛みの原因をつくった関節を見きわめるのはそう簡単なことではありません。

連動して痛む場合、普通は、痛みの原因をつくった関節も痛むものですが、必ずというわけではありません。周囲の関節の方が先に痛み出したり、原因となっている関節はまったく痛まず、周囲の小関節ばかりが痛んだり、ということも少なくないのです。

このような事情があるために、ひざの痛みで整形外科を訪れ、ひざのレントゲンを撮ったけれども異常は見つからず、湿布薬と痛み止めだけもらって帰ってきた、というケースが生ずるのです。

このとき周辺の関節のレントゲンも一緒に撮れば、原因となっている関節が突き止められたかもしれません。しかし、レントゲン撮影にはわずかではあっても放射線の被曝リスクがあるため、通常は症状が出ている関節しか撮影を行いません。

こうしたケースでは、いくら連動して痛みが出ている関節を治療したとしても、痛みの大もととなっている関節を治療しない限り、症状は治まらない可能性が高いのです。

セルフ触診で痛みの大もとの目途をつけよう

そこで、ここでは、腰から下の関節に痛みがある場合、どの関節が痛みの本当の原因であるかを突き止める方法をご紹介したいと思います。

整形外科での診察の際に行われる触診とよく似た方法ですが、患者さんが自分で簡単にできるようにアレンジしてあります。

セルフ触診に取り組むことで、ひざの痛みや腰痛の陰に隠れた股関節のトラブルを発見できるかもしれません。

股関節のセルフ触診

まず、イスに座って、どちらかの足で「4」の字を描くように足を組みます。

次に、水平になった側のひざに両手を置き、上から軽く押していきます。このとき、股関節に痛みが走るようなら、表面に出ている痛みがひざや腰、足首であったとしても、痛みの大もとが股関節にある可能性が高いと考えられます。

続いてもう一方の足でも同じように行い、両方の股関節をチェックしてください。

さらに、今度は立ち上がり、片足で立ってその姿を正面から鏡に映してみましょう。このとき、どちらかの肩が下がっていれば、自覚している痛みがどこであれ、股関節に

股関節のセルフ触診

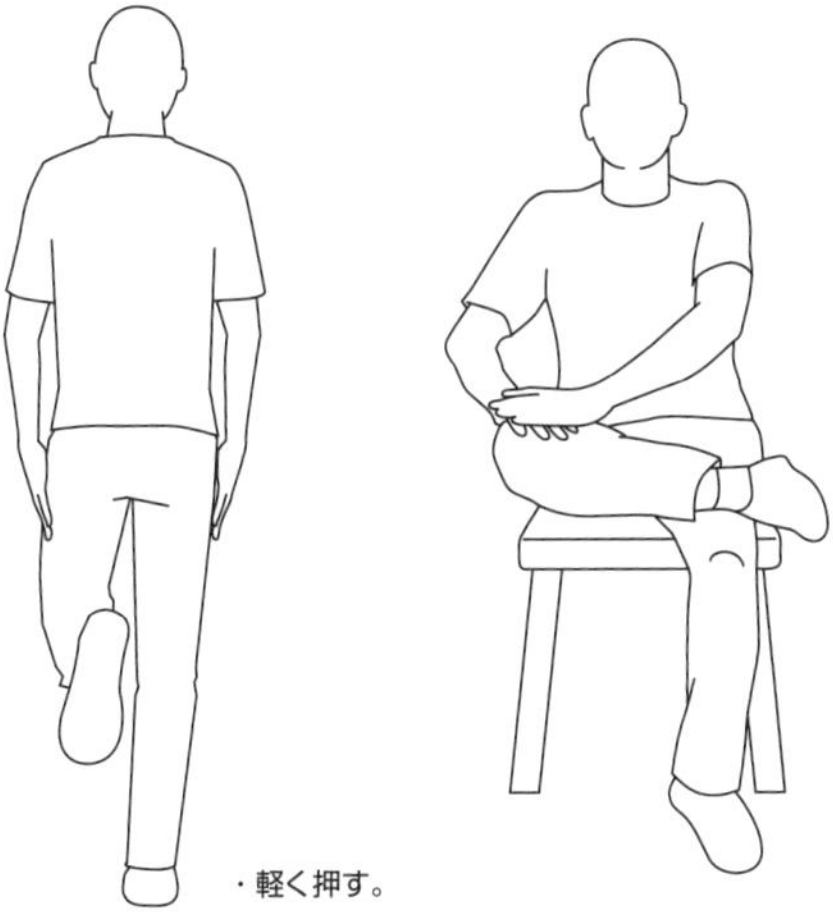

・軽く押す。
・片足立ちをした姿を鏡に映してチェック。
・後ろからもチェック。

もトラブルが発生している可能性が高くなります。

続けて反対側の足でも行います。

足を上げている側のお尻が下がっていないかどうかは、家族か誰かに後ろ姿を見てもらい、チェックしましょう。もし下がっていたら、股関節トラブルが隠れている疑いがあります。

ひざのセルフ触診

股関節に痛みの原因が存在しないようなら、次はひざを確認しましょう。

ひざのセルフ触診

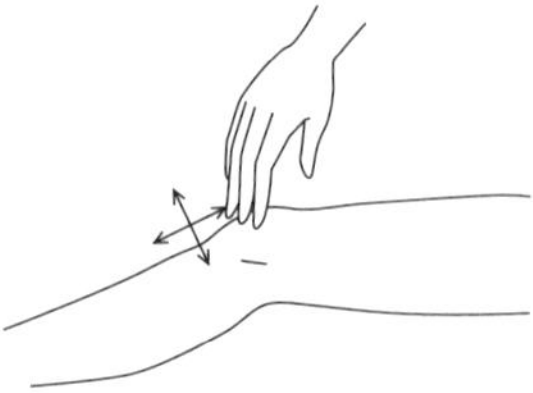

ひざのお皿を
内側から外側まで
指で押して確認。

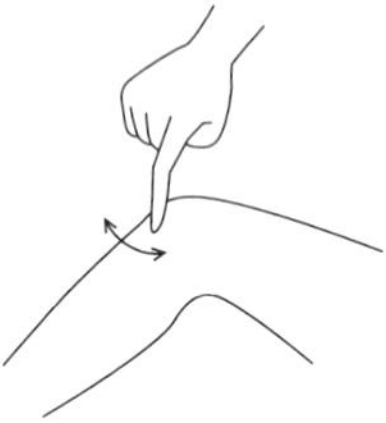

ひざのお皿を
上下左右に動かす。

腰のセルフ触診

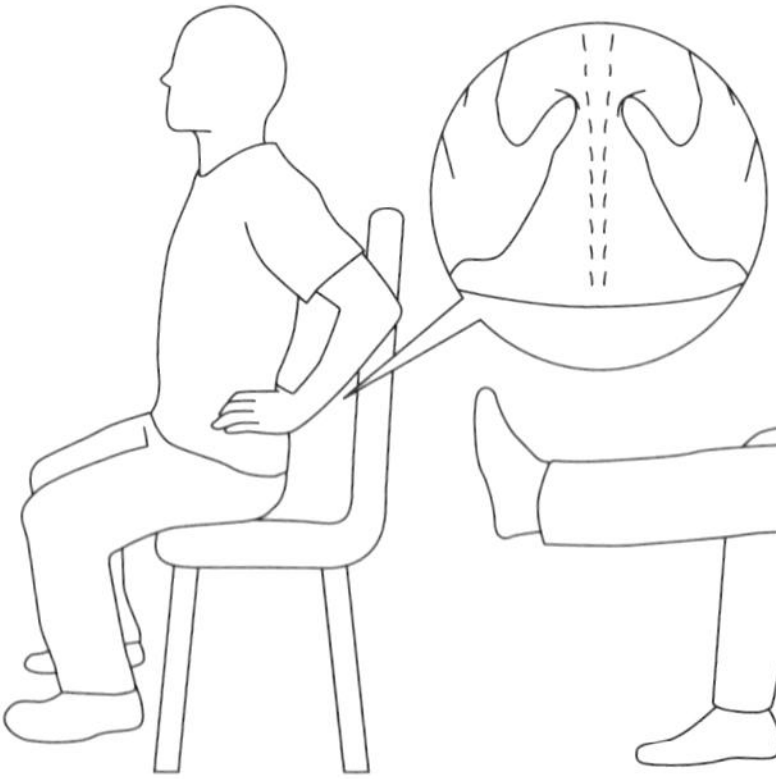

背骨の左右のへこみを指で押し、
痛みがないか確認。

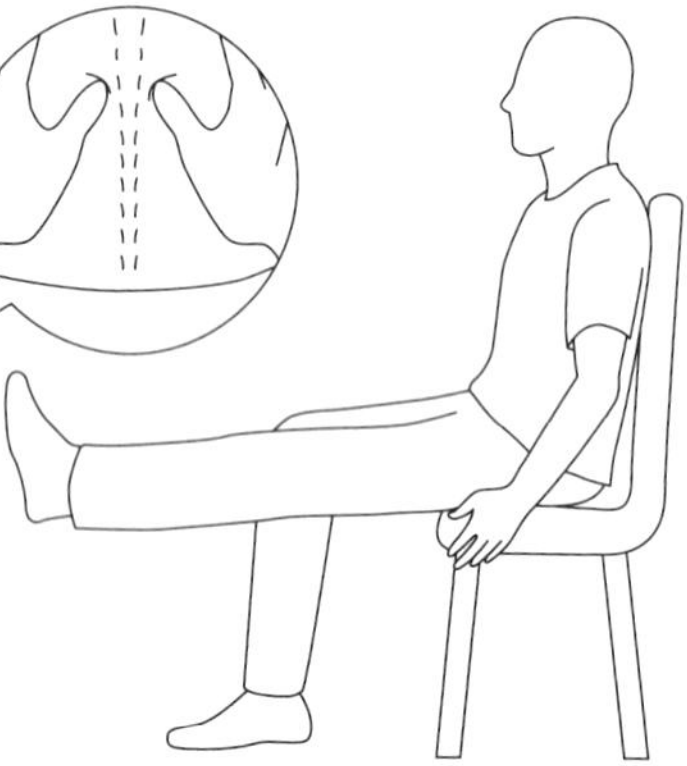

足を持ち上げて水平に伸ばし、
痛みやしびれを確認。

まず、左右のひざの様子を比べてみてください。どちらかのひざがもう一方のひざに比べて、腫れて大きくなっているようなら、痛みのあるなしにかかわらず、ひざ関節にトラブルが隠れている可能性が大きいと言えます。

また、力を入れずに足を伸ばし「ひざのお皿（膝蓋骨《しつがいこつ》）」に触れてみましょう。ひざのお皿を上下左右に動かしてみて、痛みがないかどうかを確認してください。

次に足を曲げひざのお皿の下部に痛みがないか、内側から外側まで全周を指で押して確認します。

これらの箇所に痛みがあった場合は、ひざ関節そのものに何か問題が隠れている可能性があります。

腰のセルフ触診

腰やお尻が痛む場合は、まずイスに座った状態から足を持ち上げ、水平に伸ばしてみましょう。このとき、お尻から太ももの後面、ふくらはぎ、かかとにかけて痛みやしびれが走るようなら、坐骨神経痛の可能性が高くなります。

坐骨神経痛を引き起こす原因はいくつかありますが、多いのは、腰周辺の背骨（腰椎）で起こっている椎間板ヘルニアや、お尻の筋肉である梨状筋《りじょうきん》に起こる梨状筋症候群が痛みの原因になっているケース。この場合、股関節に問題が隠れている可能性は低くなります。

坐骨神経痛ではないようなら、次にイスに腰掛けて背中に両手を回し、背骨の左右のへこみを手の届く範囲で上から下まで親指の腹で、ぐっぐっと押してみましょう。このとき、どこかに痛みがあるようなら、これも椎間板ヘルニアや腰椎の変形などが原因となっている可能性があります。

なお、ここでご紹介したセルフ触診は、あくまでも痛みを引き起こしている本当の原因について目安をつけるためのもの。確定的な診断は医師に委《ゆだ》ねることを忘れないでください。

治療法

ジグリング（貧乏ゆすり）の効果は？

前にも述べたように、ほとんどの慢性の股関節痛は、変形性股関節症によって引き起こされます。変形性股関節症は進行性の病気ですから、できるだけ早いうちに整形外科のクリニックや股関節専門の医療機関にかかることで、痛みをとるためのさまざまな治療を早期に受けることができます。

また、股関節のトラブルの原因がほかにあるとしても、受診すればその原因を科学的に調べることができます。それにより、個々の患者さんに適した治療法を、医師が提案するでしょう。

このように、もしも股関節に痛みを抱えているなら、できるだけ早い段階で、整形外科を訪ねていただきたいのです。なぜなら、早いほど治療の選択肢は広がりますから。

しかしながら、痛みが軽かったり、痛みとは言えない違和感程度だったりすると、なかなか病院に足を運んでいただけないのが現状です。

最近ではテレビなどのメディアでジグリング（貧乏ゆすり）のような持続的で穏やかな動きを続けることで傷ついた関節軟骨の再生を目指す治療法が取り上げられることがありました。この治療法を提唱されている医師たちによれば、半年以上のジグリングによって、股関節痛が軽快し、関節裂隙《かんせつれつげき》が広くなり、傷んだ関節軟骨が再生する可能性があるとのことです。ただし、実際にはジグリングで変形性股関節症が治るかというと、現在までのところ質の高いエビデンスがないため、今後の研究結果が待たれるところです。

代替医療だけで病気は治らない

病院の代わりに、というわけではないのでしょうが、痛みが軽度の場合、マッサージや鍼灸《しんきゅう》、整骨、整体、カイロプラクティックなどを訪れる人が多いようです。

これらは、通常医療と区別して「代替医療」と呼ばれています。

代替医療では、たとえば股関節の痛みを緩和するために、体をなでたり、もんだり、鍼《はり》を打ったりするわけです。

ここでハッキリお伝えしておきたいのは、これらの行為は病気を治すものではないということです。

「マッサージをしてもらったら、実際に痛みがやわらいだ」とおっしゃる方もいるでしょう。でも、それらは恐らく、マッサージによって股関節周辺の血流がよくなり、施術を受けることで心身がリラックスして、脳内にエンドルフィンという痛みを抑える生理活性物質が放出され、痛みが緩和されたのではないかと考えられます。

あくまでも一時的なもので、変形性股関節症の根本治療ではありません。

とはいえ、とにかく痛みを取り除きたい、と考える患者さんにとっては、たとえ心因的なものであれ、効果があったということになるのでしょう。

ですから、私もこれら代替医療を頭から否定するつもりはありません。患者さんが感じている痛みの一部の緩和に役立つことがままあるのですから、体に悪い影響を与えるものでない限り、ご自分の判断でなさる分には反対はいたしません。

ただ、ここまで述べてきたように、変形性股関節症をすでに発症してしまっている場合、股関節の痛みの原因は、股関節内部に起こった病的な変化です。軟骨の損傷や骨の変形という痛みの原因をなんとかしない限り、代替医療で一時的に凌《しの》いだところで、必ずまた痛みが出てくることがほとんどなのです。

だから代替医療を受けている方に、これだけはお願いしたいと思います。

代替医療を受けているからといって、病院で行われる通常医療を避けることだけは絶対にしないでください。

変形性股関節症は、がんなどと同様に進行性の病気です。診断が遅れればその分だけ病気が進行し、治療法の選択肢も少なくなってしまいます。

ですから、痛みを感じた時点ですぐに、整形外科を受診していただきたいと思います。

病院で行う3つの検査

では、痛みを感じて病院へ駆け込んだとき、どのような検査や治療がなされるのでしょうか。

股関節痛を訴えて病院の整形外科を受診すると、まず、痛みの原因を探るために、一通りの検査が行われます。

股関節痛の場合、最も重要な検査はレントゲン検査です。レントゲンを撮ることによって、大腿骨頭と寛骨臼の変形があるかどうかがわかり、そのすき間の広さから関節軟骨の損傷の度合いを推測できます。

股関節の形も見て取ることができるので、臼蓋形成不全があればそれも確認できます。同時に、問診と触診も行います。問診では、痛みの程度、それがどの程度生活に支障をきたしているか、子どものときに股関節の病気をしたことがないか、重いものを持つ仕事に就いていないか、激しいスポーツをしていないか、さらに、遺伝的要素について把握するため親族に股関節の悪い人はいないか、そして、治療にあたっての患者さんの希望などを医師が直接聞き取ります。

触診では、股関節を実際に動かしたり、股関節の上を押したりして、どの部位でどの程度の痛みが発生しているのかを調べます。

これら3つの検査を基本に、もっと股関節の状態を詳しく調べる必要があればMRI検査やCT検査といった精密な画像検査を、リウマチなどほかの病気が疑われるときは、確定診断をするために血液検査や骨シンチグラフィ検査などを行うこともあります。

治療の分岐点は手術を受けるか受けないか

検査の結果、変形性股関節症だと確定診断がついたら、今後の治療方針を医師と患者さんで話し合うことになります。

このとき患者さんが迫られる選択は、手術を受けるか受けないか。

変形性股関節症の治療には、手術を行って痛みの原因を根本的に取り除く「外科的治療」と、手術を避け、痛みを緩和しながら日常生活を問題なく送るための手助けをする「保存的治療」の2つがあります。

外科的治療には、どうしても体へメスを入れることの心理的な恐怖や漠然とした不安感がつきものです。しかし、手術をすれば、変形性股関節症の完治が目指せます。一度受けて、回復すれば、以後は関節の痛みなど忘れて暮らしていけるのです。

一方、手術にはデメリットも存在します。近年は、切開部分を極力小さくする方法で手術が行われるとはいえ、麻酔に使う薬や手術に伴う出血などによって、肉体的に負担がかかることは避けられません。４～12日程度と短いとはいえ入院が必要ですし、術後しばらくはリハビリテーションに取り組まなくてはなりません。

また、発生率は低いものの感染症や脱臼（人工股関節がはずれてしまうこと）のリスクもあります。

その点、保存的治療であれば、すぐに大きな手術を行う必要はありません。しかし、変形性股関節症は、症状が次第に進む進行性の病気で、特効薬は今のところ存在しません。できるのは、運動療法や生活習慣の改善を行って、痛みを緩和させたり、病気の進行を遅らせたりしていくことであり、完治はしません。また、活動的な生活は望めず、痛みと長い間付き合っていく必要が出てきてしまいます。

この２つの治療方針は、どちらにもメリット、デメリットがあります。

ただ、患者さんの病状や置かれた状況などによって、そのメリット、デメリットの大きさは変わってきます。

一方、専門家としての医師の立場から見て、それぞれの患者さんにとって、その段階でのベストな治療法というものは存在します。ですから、医師はその判断を患者さんに伝え、その治療方針をとったときに、将来どんなことが起こるのか、メリットとデメリットを詳しく説明します。

そのうえで、どちらの治療方針で痛みに向き合っていくのかを最後に決めるのは、患者さん自身です。体を治すのは、医師ではなくて患者さん自身。医師にできることはそのお手伝いにすぎないのです。

手術するにせよ、しないにせよ、特定の治療法を強要されるようなことはありませんから、安心して受診していただきたいと思います。

進行期段階なら手術した方がよい？

股関節の専門医としてひとつ強調しておきたいことがあります。それは、治療方針選択の際に、必要以上に手術を恐れないでほしいということです。

一般に手術を行った方が望ましいだろうと判断できるのは、症状が進行期段階や末期段階まで進んでいて、痛みの度合いが激しい場合です。

初期で痛みが少ない段階であれば、股関節に負担をかけすぎないように運動療法をしたり、食事療法で体重コントロールをしたりすることで、関節が痛みにくい体をつくっていくことが可能です。

しかし、病状が進んでいると、運動療法などの保存的治療を行おうにも股関節の痛みが強すぎて、満足に治療が行えないケースが多いのです。また、痛みが激しい場合、痛みを緩和するにも限度があります。

ですから整形外科医の立場からは、こういうケースは思い切って手術を行うことで、痛みの原因そのものを取り除くことを目指すべきだとアドバイスする場合がほとんどです。

欧米などでは、変形性股関節症が一定レベルの病状まで進んだ段階で、機械的に手術を行うケースがほとんどです。

しかし、日本では、国民性もあるのか、必要以上に手術を恐れる人が少なくなく、「手術は絶対にイヤだ。保存的治療がいい」と言う人が多いのです。

確かに、手術には不安がつきものだし、前述したようにデメリットがあります。しかし、人工股関節置換術などの手術を受けた後、ほとんどの方がそれまでのつらい痛みから解放されて、活動的な生活を取り戻します。診察の現場では、この大きなメリットをもう少し高く評価してほしいな、と感じることが多々あります。

実際私のクリニックでは、手術を受けた多くの患者さんから「こんなことなら、もっと早く手術を受けていればよかった」というコメントをいただいていることも、ここでお伝えしておきたいと思います。

手術は「人工股関節置換術」「骨切り術」「その他の手術」の3つ

治療方針について冷静な判断をしていただくために、ここでは変形性股関節症に対して行われる手術の内容を簡単にご紹介しようと思います。

現在医療機関で行われる手術は①人工股関節置換術②骨切り術③その他の手術の３つに大別されます。

①人工股関節置換術

私のクリニックでは、人工股関節置換術をほぼ専門的に行っています。年間で750

人（２０１７年）の患者さんに手術をしており、この手術数は国内でも最大級です。

手術は、すでに骨が大きく変形して、関節軟骨も消失してしまった股関節を外科的に取り除き、金属やセラミック、高密度ポリエチレンなどでつくられた人工的な股関節に置き換えるというものです。

痛みの原因になっている部分をすべて人工のものに取り替えるので、手術後は、これまで悩まされてきた股関節痛から解放されるのが最大のメリットです。

術後数か月程度で、運動もできるようになり、脱臼を引き起こしやすいごく一部の動きに注意する以外はほとんど行動制限もありません。立ったり歩いたりするときの姿勢が劇的に改善され、見た目が見違えるほど若返るのもメリットのひとつです。

また、大きな手術の割に入院期間は4～12日と短く、後述する骨切り術よりも早く社会に復帰できます。

痛みが完全に解消するというのは、本当に患者さんの生活を明るくするようで、術後患者さんの股関節の状態確認のために診察するときには、手術前とまったく異なる明るい表情に、医師である私の方がいつもおどろかされています。

デメリットは、わずかながら脱臼や感染症の危険があることです。感染が起きた場合や、人工関節と骨の間の緩みなどを起こした場合は再手術が必要になります。私のクリニックでは、再手術率は年間0・数パーセントです。この数字は年間のものですから、20年経過時点であれば、20パーセントに満たない人が再手術を受けることになります。これは逆に言えば、少なくとも80パーセント以上の人は20年後も再手術の必要もなく暮らしているということです。

この数字を多いととらえるか少ないととらえるかは、患者さん個人の考え方次第でしょう。

②骨切り術

症状がそれほど進行しておらず、初期段階でまだ骨や軟骨へのダメージが少ない場合、あるいは痛みがあっても、臼蓋形成不全に留まっている場合には、骨切り術が選択されることもあります。

最大の特徴は、人工股関節置換術と異なり、自分の股関節を温存することです。患者さんの骨盤や大腿骨の一部を切断し、位置をずらしたり、骨の角度を変えたりして、正常な股関節の形状に近い状態に修正するのです。

骨切り術は、体内に大きな異物を入れる必要がないので、心理的に患者さんが受け入れやすいというメリットがあります。

逆にデメリットとしては、骨を切断したうえでつなげるため、骨同士が固着するまでにある程度時間がかかることです。また、術後に再度股関節痛を発症した場合は、再手術をして、人工股関節への置き換えを行わざるを得なくなるケースがあります。

手術の対象となる患者さんは症状が比較的軽い、概《おおむ》ね50歳以下の方に限られます。

③その他の手術

このほか一時的に股関節の痛みを緩和したり、変形性股関節症の進行を遅らせたりする手術として、関節鏡という医療機具を用いて行う「関節鏡視下手術」があります。

この手術では関節包に小さな穴を開けて関節鏡を差し入れ、先端についたカメラで関節内部を目視しながら、関節に痛みを引き起こす関節唇《かんせつしん》や関節軟骨のかけら、遊離組織などを排除します。

最大のメリットは、関節に小さな穴を開けるだけで手術が行えるため、患者さんの体への負担が小さくてすみます。初期の段階から関節軟骨がほとんど消失しているような末期段階まで、広範囲の患者さんに手術ができるというメリットもあります。

ただ、関節鏡視下手術による痛みの緩和がどの程度継続するのかはまだ明らかになっておらず、結局、人工股関節置換術などの抜本的手術が必要となるケースもあります。

医師との付き合い方

痛みを数値化すると医師に上手に伝えられる

医師が治療方針を決めるときに非常に重要になることのひとつに、患者さん自身がどの程度の痛みを感じていて、それによって生活にどれほどの困難が生じているかを把握することがあります。

同じくらいの股関節の変形であれば、痛みも同じくらいだろうと考えがちですが、痛みの感じ方には明らかに個人差があり、しかもそれはとても大きいのです。

よりよい治療を受けるためには、医師に痛みの程度を的確に伝えることは非常に大切です。そこで、おすすめしたいのが、自分の痛みを数値化して伝えることです。

その方法にはいくつかありますが、ここではさまざまな病気のときに使用できる①フェイススケール②数値評価スケール③ビジュアルアナログスケールと、股関節痛の場合専用の④股関節機能判定基準の4つを紹介しましょう。

①フェイススケール

図のように、痛みを感じたときの自分の表情を判断基準にする方法です。やり方は簡単で、ここに挙げた6段階の表情と自分の表情を比べるだけです。0から5までの6段階で痛みを数値化します。

②数値評価スケール

今感じている痛みの度合いを、「痛みなし」のレベル0から、「これ以上ない痛み」の

フェイススケール

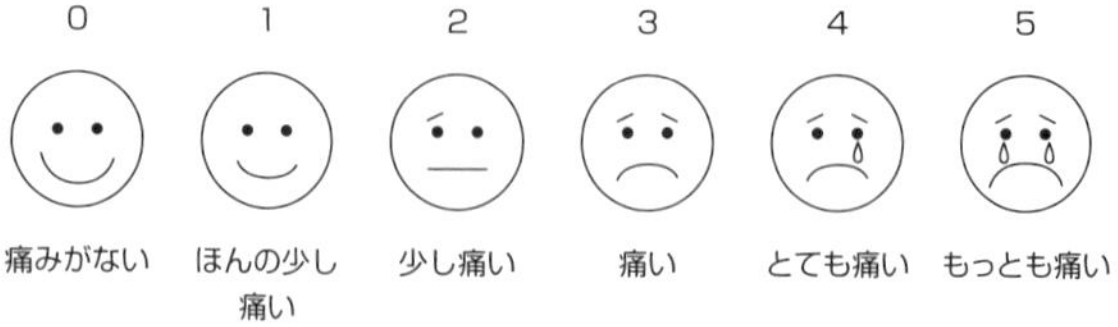

数値評価スケール

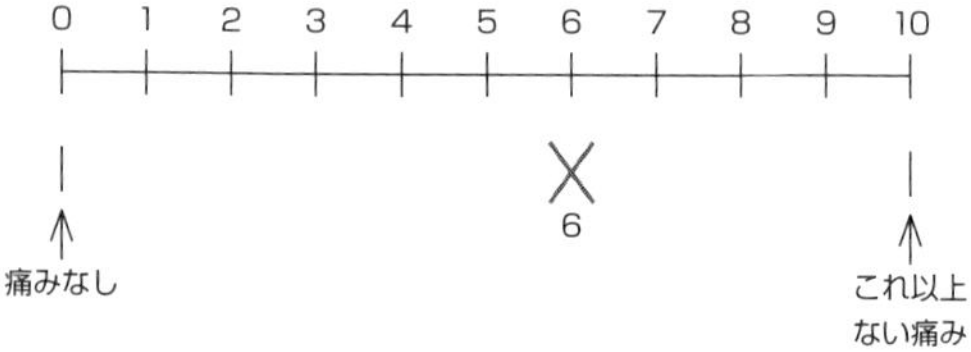

レベル10までの11段階に分類し、主観のみで数値化する方法です。

「レベル0からレベル10に分けたら、6くらいの痛みです」と問診などで伝えると医師にも伝わりやすくなります。

③ビジュアルアナログスケール

10センチほどの線を引き、左端を「痛みなし」、右端を「これまでに経験した中で一番強い痛み」として設定し、今感じている痛みがどの程度のものか、自分の主観で、ここだ、と思う位置に印をつけるというものです。

ビジュアルアナログスケール

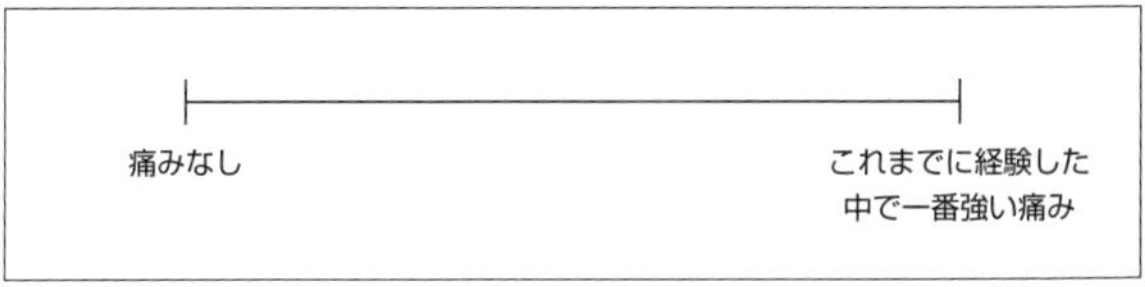

④股関節機能判定基準

股関節の痛みや状態をより具体的に数値化する方法です。次ページに掲載した、日本整形外科学会が定める「股関節機能判定基準」がそれで、私のクリニックでも診察時にこの基準を使っています。

正式には１００点満点で数値化しますが、このうちⅡの股関節の可動域を数値化する20点分は、患者さん個人ではなかなか正確に測定できないので、自分ではそれ以外の80点分を確認します。自分の痛みと照らし合わせて自己申告で数値化すればＯＫです。

なお、この４種類は組み合わせて使うことも可能です。

また、医師との意思疎通のために役立つことのほかにもメリットがあります。

股関節機能判定基準

Ⅰ 疼痛

評価	右	左
股関節に対する愁訴が全くない	40	40
不安定愁訴（違和感、疲労感）があるが、痛みはない	35	35
歩行時痛みはない （ただし歩行開始時あるいは長距離歩行後疼痛を伴うことがある）	30	30
自発痛はない。歩行時疼痛はあるが、短時間の休息で消退する	20	20
自発痛はときどきある。歩行時疼痛があるが、休息により軽快する	10	10
持続的に自発痛または夜間痛がある	0	0

Ⅱ 可動域

評価	右	左
屈曲 ・関節角度を10度刻みとし、10度毎に1点。ただし120度以上はすべて12点とする（屈曲拘縮のある場合にはこれを引き、可動域で評価する）	（　度） （　点）	（　度） （　点）
外転 ・関節角度を10度刻みとし、10度毎に2点。ただし30度以上はすべて8点とする	（　度） （　点）	（　度） （　点）

Ⅲ 歩行能力

評価	右	左
長距離歩行、速歩が可能。歩容は正常	20	20
長距離歩行、速歩が可能であるが、跛行を伴うことがある	18	18
杖なしで、約30分または2km歩行可能である。跛行がある。 日常の屋外活動にはほとんど支障がない	15	15
杖なしで、10～15分程度、あるいは約500m歩行可能であるが、それ以上の場合1本杖が必要である。跛行がある。	10	10
屋内活動はできるが、屋外活動は困難である。 屋外では2本杖を必要とする	5	5
ほとんど歩行不能	0	0

Ⅳ 日常生活動作

評価	容易	困難	不可
腰掛け	4	2	0
立ち仕事（家事を含む） （持続時間約30分。休憩を要する場合は困難とする。5分くらいしかできない場合は不可とする）	4	2	0
しゃがみこみ・立ち上がり（支持が必要な場合は困難とする）	4	2	0
階段の昇り降り（手すりを要する場合は困難とする）	4	2	0
車、バスなどの乗り降り	4	2	0

それは、数字にすることで自分の痛みをある程度客観視できるため、「もうとても耐えられない」と思っていた痛みが、「数週間前のあの痛みと比べたら、ずいぶんラクになったのか」と認知のゆがみを正すきっかけになることも期待できるのです。

医師との相性を見きわめるには

手術をすべきかどうか、あるいは手術のタイミングをいつにすべきかなど、治療にあたっては一般的な基準を示せない事柄がたくさんあります。このときに医師がどんな考えに基づいて、どんな方針を示すかに注意を払い、自分との相性を見きわめることが、いい治療を受けるためには欠かせません。

たとえば、あなたが今50歳で、レントゲン検査の結果、手術をした方がいいという状況であり、あなた自身も手術を希望したとします。ところが医師に「手術は65歳まで我慢しましょう」と言われたらどうでしょうか。

この医師の真意は、おそらく、人工股関節の再手術を考え、80代になったときに再手術をしなくてすむように、65歳を提案したのだと思います。

しかし、この提案では、あなたはあと15年も痛みとともに生きていかなくてはならなくなります。あなたとしては、そんなに待てない。あなたにとっては、再手術になるかもしれないけれども、今手術をして生活を変えましょう、と判断してくれる医師の方がいいわけです。

逆に、手術に対する不安が大きく、なるべく手術をしたくないと思っている人であれば、65歳での手術という医師の提案は、受け入れやすいと言えるでしょう。

医師によって、手術に前向きな医師とそうでない医師、再手術を避けようとする医師と、厭《いと》わない医師などさまざまです。自分の思いをしっかり伝え、方針が合わないと思ったら、別の医師を探すなり、セカンドオピニオンをとるなり、行動を起こすことをおすすめします。

なお、手術を受ける医療機関を選ぶときには、該当する手術件数の多い所を探すことが大切です。ランキング本も出ていますし、今の時代はインターネットでかなりの情報が入手できます。

納得のいく医療機関で納得のいく治療を受けられるよう、積極的に情報収集することをおすすめします。

おわりに

昨年60歳になりました。加齢、高齢者、老いという言葉に敏感になってきた年齢であり、学生時代の同窓会に出席すると、自分の健康や病気について話をする同窓生がいかに多いかを実感する年齢でもあります。同窓会では「最近、入院をした」「高血圧になって薬を飲んでいる」「手術を2回も受けた」「健康のため毎日1時間散歩している」「健康のためジムに週3日通っている」「健康のためプールに行って泳いでいる」などなど、病気自慢、健康自慢になることもしばしばです。

曽野綾子さんは、著書『老いの僥倖《ぎょうこう》』(幻冬舎新書)の中で、「健康を生きる目的にしない。(中略)年を取ると、健康を維持することに、たくさんの時間を取るようになる。朝から健康にいい、と言われていることしかしていない人までいる。(中略)老人になると、いや老人でなく中年後期でも、健康保持を最大の仕事にしている人は昨今どこにでもいる。健康は傍迷惑《はた》でないという点ですばらしいものだ。しかしできれば片手間でそれができたら、もっと粋なのである」と書いていらっしゃいます。

英語でTOEIC900点以上、英検1級を取得するためには、それなりの勉強（練習）時間が必要です。しかも取得した後も、規則正しく時間をとって勉強しないと、英語力は落ちてきてしまいます。小・中学生から始めてもそれだけの努力が必要なのです。健康を維持するにも、規則正しく時間をかける努力が欠かせません。1日3分。私がそう提唱する理由も、そこにあります（実際、ひざ伸ばし体操を1日6秒間×3回、筋収縮の間の休息時間15～20秒を週5日のペースで7週間続けたところ、大腿四頭筋の筋力が23・3パーセントの増大をみたという医学論文があります）。

曽野綾子さんが書かれているように、〝片手間に、粋に〟、健康保持ができたら最高です。英語学習参考書に良著があるように、本書がその一助になれば、著者として望外の喜びです。

本書の完成には、多くの方のご協力、ご支援がありました。

本書の出版を企画して頂いた幻冬舎の大島加奈子氏、ライターの平林理恵氏、ブックデザインの鈴木成一デザイン室の鈴木成一氏、佐々木英子氏、本書の校正、販売にご協力頂いている幻冬舎の方々、書店関係者の方々、ご助力頂いたすべての方々にこの場を借りて深く感謝いたします。

２０１８年７月

石部基実

著者略歴

石部基実《いしべもとみ》

一九五七年東京生まれ。八二年北海道大学医学部卒業後、同大学整形外科学教室入局。北海道大学医学部第2生化学、ロチェスタ大学整形外科、北海道大学病院などで勤務し、九四年から二〇〇八年までNTT東日本札幌病院整形外科部長、人工関節センター長。〇八年に石部基実クリニック開設。これまでにおよそ七〇〇〇件の手術を行う人工股関節手術の第一人者であり、全国・海外より患者が来院する。著書に『「老けない体」は股関節で決まる!』などがある。

幻冬舎新書 505

長生きしたければ股関節を鍛えなさい

1日3分で劇的に変わる!

二〇一八年七月三十日 第一刷発行
二〇一八年八月二十日 第二刷発行

著者 石部基実

発行人 見城 徹
編集人 志儀保博
発行所 株式会社 幻冬舎
〒一五一-〇〇五一 東京都渋谷区千駄ヶ谷四-九-七
電話 〇三-五四一一-六二一一(編集)
〇三-五四一一-六二二二(営業)
振替 〇〇一二〇-八-七六七六四三
ブックデザイン 鈴木成一デザイン室
印刷・製本所 株式会社 光邦

Printed in Japan ISBN978-4-344-98506-3 C0295
い-31-1
幻冬舎ホームページアドレス http://www.gentosha.co.jp/
*この本に関するご意見・ご感想をメールでお寄せいただく場合は、comment@gentosha.co.jp まで。

幻冬舎新書

小長谷正明
世界史を動かした脳の病気
偉人たちの脳神経内科

ジャンヌ・ダルクが神の声を聞いたのは側頭葉てんかんの仕業？　南北戦争終結時、北軍の冷酷なグラント将軍が南軍に寛大だったのは片頭痛のせい？　リーダーの変節を招いた脳の病を徹底解説。

五木寛之
健康という病

健康という病が、今日本列島を覆っている。溢れる情報の中、専門家の意見は分かれ、私たちは振り回されてばかりだ。どうすればいいのか？　必要なヘルスリテラシーとは？　健康不安が消える新・健康論。

吉沢久子
100歳まで生きる手抜き論
ようやくわかった長寿のコツ

一度きりの人生、誰もが100歳まで元気に生きたいと願うが、それが叶うのはほんの一握り。ならば長生きできる人とそうでない人は何が違うのか？　手を抜くコツがわかると人生は激変する！

副島隆彦
老人一年生
老いるとはどういうことか

老人は痛い。なのに同情すらされない。若い人ほどわかってくれない。これは残酷で大きな人間の真実だ。5つの老人病に次々襲われた著者の体験記。痛みと老化と医療の真実がわかる痛快エッセイ。